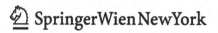 SpringerWienNewYork

Wolf D. Oswald
Andreas Ackermann

Psychomotorische Aktivierung mit

SimA®-P

Selbständig im Alter

unter Mitwirkung von
Elisabeth Eckelt, Ellen Freiberger, Christine Fricke,
Anita Gaffron, Susann Kasparek, Ursula Knöpfler,
Barbara Süß und Monika Wachter

SpringerWienNewYork

Univ.-Prof. Dr. Wolf Dieter Oswald
Dr. Andreas Ackermann
Forschungsgruppe Prävention und Demenz am Institut für Psychogerontologie,
Universität Erlangen-Nürnberg, Deutschland

*Das diesem Übungsband zugrunde liegende Vorhaben wurde mit Mitteln des
Bundesministeriums für Gesundheit und Soziale Sicherung (Förderkennzeichen
BMGS 524-58640) gefördert. Die Verantwortung für den Inhalt dieser Veröffentlichung
liegt bei der Projektleitung.*

SimA® ist ein eingetragenes Markenzeichen.

SpringerWienNewYork ist ein Unternehmen von
Springer Science + Business Media
springer.at

Satz: Druckfertige Vorlagen der Autoren

Gedruckt auf säurefreiem, chlorfrei gebleichtem Papier
SPIN 12264377

Mit zahlreichen Abbildungen

Bibliografische Information der Deutschen Nationalbibliothek
Die Deutsche Nationalbibliothek verzeichnet diese Publikation in der Deutschen
Nationalbibliografie; detaillierte bibliografische Daten sind im Internet über
http://dnb.d-nb.de abrufbar.

Additional material to this book can be downloaded from http://extras.springer.com.
ISBN 978-3-211-79905-5 SpringerWienNewYork

Vorwort

Prävention und Therapie von demenziellen Erkrankungen bekommen in einer alternden Gesellschaft einen immer größeren Stellenwert. Vor diesem Hintergrund wurde in einem vom Bundesministerium für Gesundheit und Soziale Sicherung der Bundesrepublik Deutschland geförderten Projekt untersucht, ob geeignete theoriengeleitete Aktivierungsmaßnahmen auch noch bei bereits manifester Erkrankung zu einer Stabilisierung des Gesamtzustandes, in Einzelfunktionen vielleicht sogar zu dessen Verbesserung führen können. Dies ist mithilfe des SimA®-Programmes (Selbständig im Alter) nicht nur möglich, vielmehr in jeder Institution mit demenziellen Bewohnern dringend geboten. Die wichtigste Erkenntnis aus dem SimA®-Programm lautet, dass relevante Effekte nur dann zu erzielen sind, wenn geistige und körperliche Aktivierung gemeinsam erfolgen. Aus diesem Grunde setzt sich die vorliegende Reihe aus drei Bänden zusammen: „Kognitive Aktivierung mit SimA®-P", „Psychomotorische Aktivierung mit SimA®-P" und für Menschen mit bereits deutlich fortgeschrittener Demenz einem Band zur „Biographieorientierten Aktivierung mit SimA®-P".

Da es nie zu spät ist, die Reserven des Gehirns zu nutzen und damit im Sinne der Demenzprävention aktiv zu werden, können die einzelnen Übungen auch von interessierten Senioren und Seniorengruppen genutzt werden.

Der präventive Charakter des SimA®-Programms gilt als wissenschaftlich erwiesen und lautet zusammengefasst: „Wer körperlich und geistig rastet, der rostet."

Unser besonderer Dank gilt neben dem Verlag für die hervorragende Betreuung durch Frau Mag. Renate Eichhorn speziell Frau Dipl.-Psych. Monika Wachter, die alle drei Bände redaktionell mit großem Einsatz und Fachwissen überarbeitete. Dank gilt auch Frau Ria Ostermeyer für ihre engagierte Redaktionsassistenz. Ebenso bedanken wir uns bei Anita Gaffron, Susann Kasparek und Ursula Knöpfler, die wesentlich an der Gestaltung der Übungseinheiten beteiligt waren sowie bei allen, die darüber hinaus an der Entstehung dieser Bände mitgewirkt haben.

Nürnberg, im Herbst 2008

Univ.-Prof. Dr. Wolf D. Oswald   Dr. Andreas Ackermann

Inhaltsverzeichnis

Resistendum (...) senectuti est,
eiusque vitia diligentia compensanda sunt (...)
habenda ratio valetudinis, utendum exercitationibus modicis (...)

(Cicero, Cato maior de senectute)[1]

Einführung

Der vorliegende Band wendet sich an betreuende Angehörige, Ergotherapeuten[2], Sozialarbeiter und Pädagogen, Psychogerontologen, Altenpflegekräfte sowie an all diejenigen, die beruflich oder ehrenamtlich im Bereich der Altenhilfe tätig sind sowie an ältere Senioren, die ihren alterstypischen Problemen entgegenwirken wollen. Er stellt einen in der Praxis erprobten Leitfaden für die Durchführung einer psychomotorischen Aktivierung bei Pflegeheimbewohnern dar. Ziel ist es, deren motorische, psychomotorische sowie kognitive Leistungen zu erhalten oder – zum Beispiel nach Zeiten längerer Inaktivität – wieder zu fördern.

Dieser Band ist Bestandteil einer kombinierten Gedächtnis- und Psychomotorikaktivierung mit dem Ziel des Erhalts und der Förderung von Selbständigkeit und Wohlbefinden bei Pflegeheimbewohnern und älteren Senioren mit kognitiven Defiziten.

Zielgruppe für dieses Programm sind Senioren, die in Einrichtungen der stationären Altenhilfe leben oder von Angehörigen betreut werden und deutliche funktionelle sowie kognitive Beeinträchtigungen aufweisen.

Der Trainingsband enthält detaillierte und praxisnahe Ablaufpläne und Materialien speziell für die Gruppenarbeit mit Heimbewohnern bzw. Einzeltherapien.

Bedeutsam für eine sinnvolle Auswahl und Anwendung körperlicher Aktivitäten ist die individuelle Einschätzung der motorischen Leistungsfähigkeit. Bedeutsam sind aber auch die, für die angesprochene Zielgruppe relevanten motorischen Bereiche, die von verschiedenen Faktoren, wie z.B. Alter, Geschlecht, gesundheitliche Verfassung, abhängig sind. Es wurden deshalb Übungen ausgewählt, die von mobilen wie auch von immobilen, aber sitzfähigen Teilnehmern durchgeführt werden können. Zusätzlich sind die Übungen so gestaltet, dass sie in ihrem Schwierigkeitsgrad individuell angepasst werden können und somit auch der Heterogenität solcher Gruppen Rechnung tragen.

---

[1] *Man muss sich der Vergreisung widersetzen (...) und ihre Gebrechen durch Umsicht ausgleichen (...) man muss gesundheitlich Rücksicht nehmen und sich maßvollen Übungen unterziehen (...)*
(Cicero, Cato der Ältere über das Alter)

[2] Zugunsten der besseren Lesbarkeit entschieden sich die Autoren, bei Begriffen wie „Teilnehmer", „Gruppenleiter" oder „Bewohner" die männliche Form zu verwenden; selbstverständlich sind dabei Menschen beiderlei Geschlechts gemeint.

Das SimA®-P-Programm wurde im Rahmen eines vom Bundesministerium für Gesundheit und Soziale Sicherung geförderten Forschungsprojektes „Rehabilitation im Altenpflegeheim" entwickelt und erprobt. Dabei wurde mit einer Gruppe von 294 Teilnehmern aus unterschiedlichen Pflegeheimen ein kombiniertes Interventions-Programm aus kognitiver und psychomotorischer Aktivierung durchgeführt und auf seine Wirksamkeit überprüft.

Der dazugehörige Therapieband „Kognitive Aktivierung mit SimA®-P" sowie ein speziell für bereits schwer an Demenz erkrankte Pflegeheimbewohner entwickeltes Programm „Biographieorientierte Aktivierung mit SimA®-P" sind ebenfalls im Springer-Verlag Wien erschienen.

Die Effektivität beider Kombinationsprogramme („Kognitive Aktivierung mit Psychomotorischer Aktivierung" und „Biographieorientierte Aktivierung mit Psychomotorischer Aktivierung") wurde durch Untersuchungen vor Beginn, während und nach Abschluss des Interventions-Programms überprüft. Dabei konnte eine signifikante Stabilisierung bzw. teilweise sogar Verbesserung der kognitiven Leistungsfähigkeit nach sechs und zwölf Monaten, eine Verbesserung der Befindlichkeit sowie eine Zunahme der Kraft und Beweglichkeit nachgewiesen werden. Zudem konnte die Anzahl der Stürze bei den Teilnehmern um über 50 Prozent reduziert werden (Oswald et al. 2006; vgl. auch Kapitel 1.5).

Darüberhinaus führte das Programm auch zu einer signifikanten Entlastung der Pflegekräfte aufgrund verbesserter Mitarbeit der Bewohner bei den Grundpflegetätigkeiten aber auch zu mehr Arbeitszufriedenheit unter dem Pflegepersonal.

Durchführung der psychomotorischen Aktivierung

Der Übungsband umfasst 24 Stundeneinheiten mit einer durchschnittlichen Dauer von jeweils circa 30 Minuten. Die Gruppengröße sollte eine Teilnehmerzahl von zehn nicht überschreiten, wobei schwächere Gruppen mehr individuelle Betreuung benötigen und somit eher kleiner gehalten werden sollten.

Die Therapieeinheiten sind im Aufbau immer gleich strukturiert. Jede Einheit ist einem psychomotorischen Thema aus den Bereichen Körperwahrnehmung, Sozialerfahrung und Materialerfahrung zugeordnet und beinhaltet jeweils gezielte Übungen für bestimmte motorische Leistungsbereiche sowie zu psychomotorischen Schwerpunktthemen. Jeder Übersicht werden Angaben zu folgenden Themen vorangestellt:

1. Psychomotorischer Themenbereich
2. Basicübungen
3. Motorischer Schwerpunkt
4. Benötigte Materialien

Eine geringe Vorbereitungzeit und gute Durchführbarkeit der Übungsstunde soll dadurch gewährleistet werden.

Aufbau des Bandes

In **Teil 1** werden theoretische Grundlagen zur körperlichen Aktivität im höheren Lebensalter im Allgemeinen und zum Begriff der Psychomotorik vermittelt. Inhalte sind die…

- Bedeutung von körperlicher Aktivierung für den Erhalt von Selbständigkeit,
- physiologischen und pathologischen Veränderungen im Alter,
- Grundlagen der Psychomotorik,
- Zielsetzungen der Psychomotorischen Aktivierung mit SimA®-P, und die
- wichtigsten Forschungsergebnisse aus dem SimA®-P-Projekt.

In **Teil 2** werden wichtige Informationen zu Aufbau des Therapieleitfadens und Ablauf der einzelnen Einheiten dargestellt. Hierzu zählen…

- organisatorische Hinweise,
- besondere Aufgaben des Gruppenleiter,
- Anmerkungen für die Praxis,
- Übersicht über die insgesamt benötigten Materialien, sowie
- Hinweise zur Herstellung alternativer Übungsmaterialien.

In **Teil 3** wird zunächst in einer graphischen Darstellung ein Überblick über die einzunehmenden Grundstellungen bei der Durchführung der psychomotorischen Übungseinheiten gegeben. Im Anschluss daran werden die 24 Übungseinheiten detailliert mit Übungsbeschreibungen, Zeitangaben, Durchführungshinweisen sowie der Übungsabsicht tabellarisch dargestellt.

Regelhafter Ablauf der Therapieeinheiten

In der SimA®-Studie (Oswald et al. 2002) konnte die Überlegenheit einer Kombination von kognitiver **und** körperlicher Aktivierung im Vergleich zu Einzelmaßnahmen deutlich gezeigt werden. Auf der Basis dieser Erkenntnisse wurde das hier vorliegende Konzept für Bewohner von Einrichtungen der stationären Altenhilfe entwickelt.

Die Wirksamkeit der Kognitiven bzw. Biographieorientierten Aktivierung nach SimA®-P beruht im Wesentlichen auf der Kombination mit der Psychomotorischen Aktivierung. Es wird davon ausgegangen, dass sich durch die Herz-Kreislauf-Stimulierung bei körperlicher Aktivität der Hirnstoffwechsel verbessert. Die darauf folgende kognitive Aktivierung regt Prozesse im Gehirn an, die wiederum von der verbesserten Stoffwechsellage profitieren können.

Es wird demnach durch die psychomotorische Aktivierung zunächst ein Angebot hergestellt, danach durch die kognitive Aktivierung die Nachfrage angeregt. Weder ein Angebot ohne Nachfrage noch eine erhöhte Nachfrage ohne ausreichendes Angebot können hier gewinnbringend sein.

Vor diesem Hintergrund beginnt jede Therapieeinheit mit einer etwa 20-30minütigen psychomotorischen Aktivierung, gefolgt von wiederum 20-30 Minuten kognitiver bzw. biographieorientierter Aktivierung. Zum Abschluss einer jeden Therapieeinheit wird eine kurze Entspannung durchgeführt, die beispielsweise eine Phantasiereise, eine Kurzgeschichte oder ein Gedicht sein kann.
Insgesamt dauert jede Therapieeinheit etwa 60 Minuten. Die einzelnen Stundenleitfäden sind so angelegt, dass der zeitliche Verlauf auch an die Leistungsfähigkeit der Teilnehmer angepasst werden kann. So finden sich zu jeder Einheit auch Alternativaufgaben, die entweder als Alternative zu bestimmten Übungen oder zusätzlich durchgeführt werden können.

I
Theoretische Grundlagen

1.1 Körperliche Aktivität und Gesundheit

Auch und gerade im höheren Lebensalter ist körperliche Aktivität und Bewegung von höchster Bedeutung. Aus medizinischer Sicht kann festgestellt werden, dass im Alternsprozess eine Reihe von physiologischen Veränderungen stattfinden, die letztlich den ganzen Menschen betreffen und unter ungünstigen Umständen zum Eintritt in die Pflegebedürftigkeit bzw. zu einer Erhöhung eines bereits bestehenden Pflegebedarfs führen.

Die Tatsache, dass Bewegung gegen derartige Prozesse helfen kann, wusste schon Cicero (106-43 v. Chr.), der in seiner Schrift „Cato maior de senectute" empfahl, auch im Alter mäßig Leibesübungen zu betreiben, um so auch im hohen Alter etwas von der früheren Kraft zu bewahren.

Im Verlauf des Lebens ist der Körper des Menschen ständigen Veränderungen unterworfen. Ab etwa dem 30. Lebensjahr nimmt die Muskelmasse ab, die Knochendichte verändert sich. Ab etwa dem 50. Lebensjahr verringert sich die Leistung des Herz-Kreislauf-Systems und ab 70 Jahren reduziert sich auch die maximale Sauerstoffaufnahmekapazität, also die Lungenfunktion (Saxon und Etten 1994; Meusel 1996).

Hierbei muss eingeschränkt werden, dass das Lebensalter nicht ausschließlich maßgeblich für eine Funktionsminderung von Organen ist. So ist z.B. die Aussage altes Herz gleich schwaches Herz nicht haltbar. Untersuchungen mit Hundertjährigen zeigten, dass selbst Hochaltrige Herzen aufweisen können, die in ihrer Leistungsfähigkeit denen von 50-Jährigen in nichts nachstehen (Franke 1986). Dies hängt jedoch sehr stark von genetischen Faktoren, Umweltbedingungen sowie der individuellen Lebensführung ab. So zeigten in anderen Untersuchungen 70-jährige Marathonläufer Herz-Kreislauf-Leistungen, die die Werte untrainierter 20- bis 30-Jähriger deutlich übertrafen (Hollmann et al. 1983).

Grundsätzlich muss jedoch davon ausgegangen werden, dass der Mensch im Alternsverlauf physiologischen Veränderungen seines Körpers unterworfen ist. Diese Veränderungen treten je nach Trainings- und Gesundheitszustand individuell zu unterschiedlichen Zeiten ein. Besonders betroffen sind Herz-Kreislauf-System, Gehirn, Sinnesorgane, Atemorgane und der Bewegungsapparat.

Diese Veränderungen haben Folgen:
Durch das verminderte Schlagvolumen des Herzens steigt die Herzfrequenz unter Belastung zu hoch an. Gleichzeitig kann dem Körper aufgrund der Verringerung der maximalen Sauerstoffaufnahme durch die Lunge bei Belastung nicht genügend Sauerstoff zugeführt werden. Durch die Zunahme der Wanddicke der Blutgefäße kann der Blutdruck bei körperlichen Aktivitäten entsprechend ansteigen.

Durch Veränderungen des Bewegungsapparates kommt es zu erhöhter Knochenbrüchigkeit (Altersosteoporose) sowie einer Verringerung der Dehnfähigkeit von

Bändern und Sehnen. Schließlich nimmt die Gesamtmuskelkraft im Alter ab, was zu einer Erschwernis der alltäglichen Lebensführung führt.

Ein Nachlassen des Gleichgewichtsvermögens, welches durch zunehmende Einschränkungen der Funktionen im posturalen System hervorgerufen wird, erhöht das Sturz- und Unfallrisiko beim älteren Menschen und beeinflusst Haltung, alltägliche Bewegung und Mobilität negativ.

Die Ziele der körperlichen Aktivität im Alter ergeben sich zum Teil aus dem Gesagten. Gegenüber dem Sport in der ersten Lebenshälfte ist die Bewegung in der zweiten Lebenshälfte durch die Bemühungen zum Erhalt und der Förderung des erreichten Leistungsstandes gekennzeichnet. Es wird vor allem versucht, biologischen Altersveränderungen entgegen zu treten und diese zu verlangsamen. So zielen Bewegungsangebote und sportliche Betätigungen im Alter vor allem auf die Erhaltung und Verbesserung oder auf ein optimales Niveau der körperlichen Leistungsfähigkeit (Meusel 1996). Dies gilt gleichsam auch für Menschen, die bereits in ihrer funktionellen Leistungsfähigkeit eingeschränkt sind. Entwicklung der Ausdauer, Kräftigung der Muskulatur (vor allem des Halte- und Bewegungsapparates) sowie die Verbesserung der Wahrnehmung, der Beweglichkeit und Reaktionsfähigkeit sind die vorrangigen Ziele (Meusel 1999). Hinzu kommt die Schulung der koordinativen Fähigkeiten, hier vor allem des Gleichgewichtes und der Feinmotorik.

1.2 Komponenten der motorischen Leistungsfähigkeit

Die physische Leistungsfähigkeit besteht aus fünf Grundkomponenten: Koordination, Ausdauer, Kraft, Beweglichkeit und Schnelligkeit (vgl. Abb.1).

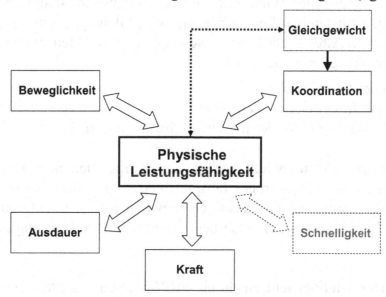

Abbildung 1: Komponenten der physischen Leistungsfähigkeit im Alter
(mod. nach Weineck 1988, S. 17)

Koordination nennt man das geordnete Zusammenwirken von Zentralnervensystem und Skelettmuskulatur, ohne die auch die kleinste Ausführung von Bewegungen im Alltag nicht möglich wäre. **Koordination** beschreibt die Fähigkeit Reaktion, Orientierung, Geschicklichkeit, Gleichgewicht, etc. in den jeweiligen (Alltags-) Bewegungen miteinander in Einklang zu bringen, wie einem plötzlich auftretenden Hindernis ausweichen zu können, oder einen Schlüssel in ein Türschloss stecken zu können. Vor allem die Hand-Auge-Koordination wird für die Bewältigung alltagspraktischer Tätigkeiten benötigt. Ein Nachlassen der Bewegungskoordination führt zur Reduzierung der Bewegungssicherheit und -kontrolle (Baumann 1996).

Limitiert werden die koordinativen Fähigkeiten im Alter vor allem durch die folgenden Veränderungen:

- Abbau von fluiden (geschwindigkeitsabhängigen) Gedächtnisfunktionen
- Nachlassen der Wahrnehmungsfähigkeit der Sinne
- Verlangsamung der motorischen Reaktionsfähigkeit
- Verlangsamung der Reizweiterleitung in den Nervenbahnen (Nervenleitgeschwindigkeit)
- Abbau der Muskelmasse sowie Gelenk-, Knochen- und Gewebsveränderungen

Typische Übungen zur Schulung der Koordination sind Übungen, bei denen Arme und Beine gegengleich arbeiten, wie z.B. Tanz und rhythmische Gymnastik sowie Übungen und Reaktionsspiele, bei denen eine reaktive Anpassung an ein Gerät verlangt wird (Meusel 1999). Beispiele hierzu sind Ball- oder Luftballonübungen oder Bewegungen zur Musik nach verschiedenen Signalen.

Gleichgewicht ist im Grunde eine Teilkomponente der koordinativen Fähigkeiten; jedoch aufgrund der Wichtigkeit der Gleichgewichtsfähigkeit im Alter in Bezug auf die selbständige Lebensführung wird Gleichgewicht bei motorischen Interventionen im Alter in der Regel gesondert geschult (Meusel 1996). Gleichgewichtsfähigkeit wird unterteilt in…

- statisches Gleichgewicht,
- dynamisches Gleichgewicht, und
- Objektgleichgewicht (Meinel und Schnabel 2004).

Beim **statischen Gleichgewicht** verlässt der Körper den Standort nicht. Beim Herunterbeugen des Oberkörpers beispielsweise wird der Körperschwerpunkt nach vorne verlagert ohne dass das Gleichgewicht verloren geht. Durch Muskelarbeit kann das Gleichgewicht auch bei Schwerpunktsverlagerung gehalten werden.

Dynamisches Gleichgewicht ist durch ein Verlassen des Standortes und damit des Körperschwerpunktes vom Ausgangsort gekennzeichnet. Beim Gehen muss zu jedem Zeitpunkt das Gleichgewicht neu erhalten werden. Dies ist ein komplexer Vorgang, der sowohl nahezu alle motorischen Leistungskomponenten als auch eine Reihe von kognitiven Funktionen beansprucht. Mit steigendem Alter funktioniert die Aufrechterhaltung des dynamischen Gleichgewichtes immer weniger rein automatisch, sie beansprucht verstärkt Aufmerksamkeit und Konzentration.

Darauf basierend lässt sich auch das „Walking by Talking"-Phänomen beschreiben: Häufig stellt man bei älteren Menschen fest, dass sie beim Spazierengehen stehen bleiben, wenn sie sich miteinander unterhalten. Dies erklärt sich aus der Unfähigkeit bzw. Unsicherheit des alternden Gehirns beide Tätigkeiten gleichzeitig auszuführen, da die „Rechenkapazität" für die komplexe Tätigkeit „Gehen" bei einer gleichzeitig hinzukommenden Anforderung nicht mehr ausreicht.

Zuletzt unterscheidet man noch das **Objektgleichgewicht**, welches zum Ausbalancieren von Gegenständen benötigt wird. Es hängt unter anderem auch mit der Hand-Auge-Koordination zusammen, und wird beispielsweise beim Tragen eines Tabletts mit einer Hand beansprucht.

Grundsätzlich ist **Ausdauer** als Fähigkeit definiert, eine gegebene Leistung über einen möglichst langen Zeitraum aufrecht zu erhalten. Man spricht hierbei auch vom Ermüdungswiderstand (Weineck 1988).

Weiterhin unterscheidet man **anaerobe** und **aerobe Ausdauer**: Bei der **anaeroben** Ausdauerleistung geht der Körper aufgrund hoher Belastungsintensität eine Sauerstoffschuld ein. In solchen Fällen liefern die Muskelzellen mittels biochemischer Prozesse, die keinen Sauerstoff erfordern, kurzfristig und rasch Energie. Durch die anaerobe Energieerzeugung entsteht allerdings Milchsäure, die sich in den Muskelzellen und im Blut anhäuft und eine Übersäuerung bewirkt. Die Übersäuerung wiederum bewirkt einerseits einen drastischen Rückgang der Leistung und andererseits auch körperliche Symptome wie Muskelbrennen oder Übelkeit (Weineck 1988).

Hierdurch mögliche Blutdruckspitzen, die u.a. durch die hohe Belastung einer Pressatmung entstehen, können gerade beim alten Menschen zu lebensbedrohenden Kreislaufdysfunktionen führen. Diese Art des Trainings ist aufgrund der Risiken bei älteren Menschen grundsätzlich zu vermeiden (Lang et al. 1997).

Bei **aeroben** Ausdauerleistungen dagegen kann über die Atmung genügend Sauerstoff aufgenommen und für die oxidative Verbrennung von Energieträgern zur Verfügung gestellt werden. Eine Verbesserung der allgemeinen dynamischen Ausdauer führt neben der allgemeinen Verbesserung des Wohlbefindens, vor allem zu einer Verminderung der Herzfrequenz und somit zu einer Erhöhung der Leistungsreserven. Überdies führt sie zu einer verbesserten Sauerstoffversorgung der Muskulatur und kann sogar Blutdruck und Blutfettwerte positiv beeinflussen (Prokop und Bachl 1984).

Bewegungsabläufe und Übungseinheiten, die die aerobe Ausdauer entwickeln, sind sehr gut für den Alterssport geeignet und lassen sich bis ins hohe Alter wirkungsvoll schulen. Geeignete Sportarten bzw. Übungsbereiche wären hier beispielsweise das Wandern, Langlaufen oder das Tanzen (Meusel 1996).

Im Bereich der **Kraft** unterscheidet man Maximalkraft, Schnellkraft und Kraftausdauer. Die Maximalkraft ist die höchste Kraft, die ein Muskel z.B. zum Heben eines Gewichtes ausüben kann. Bei der Schnellkraft kommt es auf eine möglichst große Kraftentwicklung in möglichst kurzer Zeit an (z.B. 100m-Lauf).

Diese Art von Kraft stellt eine starke Belastung für den Bewegungsapparat dar und ist deshalb der Gesundheit des älteren Menschen eher abträglich und spielt somit in diesem Aktivierungsprogramm keine Rolle. Die **Kraftausdauer** als Summe von Kraft und Ausdauer wird durch die Widerstandsfähigkeit des Muskels gegen Ermüdung bestimmt (Mildenberger-Schneider 2000).

Für die Aufrechterhaltung der grundlegenden Mobilitätskriterien und das koordinative Zusammenspiel der Extremitäten sowie für die Stütz- und Haltekraft zur Stabilisierung des Rumpfes im Sitzen und Stehen ist ein ausreichendes Maß an Muskelkraft und Ausdauer unabdingbar. Sie werden nahezu für jede alltägliche Bewegungsarbeit, wie beispielsweise fürs Gehen, Treppensteigen oder für Haushaltstätigkeiten benötigt. Selbst bei der Körperpflege und der Ausführung anderer Grundanforderungen des täglichen Lebens (ADL-Leistungen, *engl. Activities of daily living"*) ist sie für den Erhalt weitestgehender Selbständigkeit von hoher Bedeutung. Aus diesem Grund stellt die Förderung der Kraftausdauer einen wichtigen Inhalt des Konzeptes dar.

Beweglichkeit wird in nahezu allen Bereichen des täglichen Lebens benötigt und stellt ebenfalls eine Grundvoraussetzung für die Bewältigung der ADL-Leistungen dar. Unter Beweglichkeit versteht man im sportwissenschaftlichen Sinn den Aktionsradius in Verbindung mit dem Bewegungsausmaß der darauf wirkenden Muskulatur, Bändern und Sehnen. Sie wird von verschiedenen Faktoren, wie zum Beispiel Konstitution, Geschlecht, Ermüdung, Sportbiographie und Alter limitiert.

Beweglichkeit ist ein Grundelement der motorischen Kompetenz und erhält besonders bei physiologischem Rückgang durch allmähliche Versteifung der Gelenke im Alter besondere Bedeutung (Weineck 1988). Beim Anziehen und dem verrichten von Hausarbeiten ist sowohl die Beweglichkeit der oberen Extremitäten sowie die Hüftbeweglichkeit gefordert. Diese spielt zudem bei der Verhütung von Stürzen eine wesentliche Rolle. Um nämlich im Zweifelsfall einen großen Schritt machen zu können, ist die Dehnfähigkeit in den Hüften entscheidend.

Entsprechend sind regelmäßige Dehnübungen nicht nur im Vorfeld eines weiteren motorischen Trainings von großer Wichtigkeit: Übungen zur Dehnfähigkeit beugen Abnutzungserscheinungen in Gelenken und Ablagerungen vor, zudem werden durch den Aufbau der Dehnfähigkeit von Muskeln, Bändern und Sehnen Verletzungen vorgebeugt (Meusel 1996).

Der Faktor **Schnelligkeit** hat im Alterssport keine größere Bedeutung. Dies vor allem deshalb, weil ein Training der Schnelligkeit aufgrund der physiologischen Veränderungen in den Organen und dem Bewegungssystem zu risikoreich wäre. Wie bereits erwähnt, sind Sehnen, Bänder, Muskelfasern sowie das Herz-Kreislauf-System hohen und schnellen Belastungen nicht mehr gewachsen.

Auch wird beim Training der Schnelligkeit die Energie auf anaerobem Wege gewonnen, was für den alternden Organismus eine zusätzliche Belastung darstellt und in jedem Falle vermieden werden sollte. Somit stellt das Training der Schnelligkeit kein vorrangiges Ziel des älteren Menschen hinsichtlich des Erhalts seiner motorischen Handlungskompetenz und damit seiner Selbständigkeit und Lebensqualität dar (Meusel 1996).

1.3 Grundlagen der Psychomotorik

Bewegung beinhaltet immer auch psychisches und soziales Erleben. Bereits Jean Piaget (1896-1980) erkannte und betonte die Bedeutung der Bewegung und des Bewegungserlebens für die gesunde körperliche und geistige Entwicklung von Kindern (Scherler 1975). Entwicklung jedoch vollzieht sich über die gesamte Lebensspanne und gleichsam auch das Bedürfnis und die Notwendigkeit sich durch Bewegung mit der jeweiligen Umwelt auseinanderzusetzen.

Ist somit Bewegung – und alle damit zusammenhängenden Erfahrungen und Anforderungen – ein unverbrüchlich mit dem Leben zusammenhängendes Moment, so gilt indes zu beachten, dass sich für den betagten und hochbetagten Menschen die Prioritäten in Zusammenhang mit Bewegung deutlich verschieben. Wo in der Jugend und im Erwachsenenalter Höchstleistungen angestrebt und Wettkämpfe ausgetragen wurden, tritt im Alter das erfolgreiche Meistern des Alltags in den Vordergrund. Fähigkeiten und Fertigkeiten, die benötigt werden, wichtige Tätigkeiten des alltäglichen Lebens selbständig und ohne fremde Hilfe zu bewältigen, stehen in der Gefahr, im Alter verloren zu gehen.

Darüber hinaus kann die Bedeutung des sozialen Erlebens im Rahmen der Gruppenaktivität nicht hoch genug eingeschätzt werden. In Pflegeheimen ist die Ansprache der Bewohner oft gering, gemeinsame soziale Aktivitäten und der Austausch untereinander sind aufgrund der Lebensbedingungen in diesen Institutionen selten. Bekanntschaften werden meist nur beim Essen gepflegt, Gesprächsthemen sind oftmals auf Krankheiten und Beschwerden beschränkt.

Eine gemeinsame Aktivität dagegen ergibt neue Kontakte und neuen Gesprächsstoff; Wohlbefinden und Zufriedenheit mit der eigenen Situation im Heim verbessern sich merklich. Ähnliche Ergebnisse berichtet Langerhans (1992) aus einer Untersuchung zu Konflikt- und Belastungssituationen in Einrichtungen der stationären Altenhilfe.

Psychomotorik soll die Wechselwirkung zwischen Psyche und deren Auswirkungen auf das Bewegungsverhalten eines Menschen kennzeichnen. Sie soll zum Ausdruck bringen, dass der Mensch als ganzheitliches Lebewesen zu sehen ist, dessen innere Verfassung sich in seiner Motorik widerspiegelt (Baumann und Rieder 1995). Psychomotorik versucht, den ganzen Menschen zu erfassen. Sie schließt von motorischen Äußerungsformen auf aktuelle psychische Zustände und versucht durch entsprechende motorische Aktivitäten wiederum die Psyche positiv zu beeinflussen (Kiphard 1994).

Altern im psychomotorischen Bereich bedeutet, dass nachlassende Fähigkeiten im motorischen Handeln ihren Niederschlag in psychischen Verhaltensweisen finden und im schlimmsten Fall zur Selbstaufgabe und Depression führen können. Körperliche Betätigung und der Erhalt motorischer Fähigkeiten stabilisieren hingegen die Psyche (Eisenburger 2001b).

Freude bei körperlicher Betätigung und ganzheitliches Erleben des Körpers haben nach diesem Konzept direkte Auswirkungen auf die Psyche. Aus diesem Grund müssen Übungen und Aktivitäten sorgsam ausgewählt werden, da sie zu wichtigen Faktoren hinsichtlich der psychischen Verfassung werden können (Mertens 1992).

Psychomotorik sieht den Menschen als ein ganzheitliches Lebewesen, das in einem Beziehungsgefüge eingewoben, von der Gestaltung seiner personellen und materiellen Umwelt sowie seinen motorischen Kompetenzen und seinem emotionalen Befinden geprägt wird.

Diese Bedingungen gilt es bei Angeboten für ältere Menschen und im Besonderen für ältere Menschen im Pflegeheim zu beachten. Gerade sie sind in vielen Punkten durch Pflegebedürftigkeit und Erkrankung benachteiligt und von sich aus nicht in der Lage, aktiv zu werden (Baumann und Rieder 1995).

1.4 Ziele und Wirkung der Psychomotorischen Aktivierung

Gerade für den älteren, pflegebedürftigen Menschen bedeutet Selbständigkeit und Unabhängigkeit Lebensqualität. Dies setzt das Erreichen und den Erhalt möglichst vieler Kompetenzen in allen Lebensbereichen voraus. Das vorliegende Konzept der psychomotorischen Aktivierung integriert motorische Inhalte mit den Schwerpunkten Koordination, Kraft, Ausdauer und Beweglichkeit mit Übungen zur Ich-, Sozial- und Sach-Kompetenz. Zugleich versucht der vorliegende Ansatz, spezifische Lebensinhalte des Pflegeheimbewohners anzusprechen und zu aktivieren.

Die **Ich-Kompetenz** ermöglicht es dem alten Menschen das eigene Leben selbst zu gestalten, die erlebten funktionellen und kognitiven Defizite in das Selbstbild zu integrieren und somit seine Identität zu bewahren. Die Anregung zur Auseinandersetzung und Bearbeitung von Themen, die sich auf die eigene Person und ihre Lebenswelt beziehen sollen diese Fähigkeit stärken (Eisenburger 2001a).

Die **Sozial-Kompetenz** einer Person beinhaltet u. a. die Kommunikations- und Kooperationsfähigkeit mit der sie umgebenden Umwelt. Diese Fähigkeiten können als grundlegend betrachtet werden, um mit anderen Menschen in Kontakt treten und an sozialen Aktivitäten teilhaben zu können. Die Körperliche Aktivierung im Rahmen von Gruppentherapien ist eine gute Möglichkeit sozialen Einschränkungen, aber auch einer Isolation und Depression, wie sie in Pflegeheimen häufig vorzufinden sind, entgegenzuwirken. Gemeinschaftliche Spiele, Partner- und Gruppenübungen sind hierfür die Mittel der Wahl (Eisenburger 2001a; Baumann 1997).

Motorische Fertigkeiten, Erfahrungswissen und Aufgeschlossenheit für Neues kennzeichnen die **Sach-Kompetenz** einer Person und ermöglichen ihr die lebensweltrelevanten Anforderungen und das Zurechtfinden in der sie umgebenden Umwelt zu bewältigen. Somit sollen in der vorliegenden Aktivierung Übungen mit Umweltbezug und Alltagsrelevanz diese Fähigkeiten des Heimbewohners erhalten und verbessert bzw. neu angeregt werden (Eisenburger 2001a).

Ob es gelingt, bei den Teilnehmern die Motivation herzustellen, auf ein solches Ziel hinzuarbeiten, ist entscheidend von der Auseinandersetzung und der Kenntnis der Bedeutung bzw. Wertigkeit verschiedener Tätigkeiten für den älteren Menschen abhängig.

Eine basale Funktion der Selbständigkeit des Menschen ist seine Mobilität. Untersuchungen (Ackermann und Oswald 2003) haben gezeigt, dass nahezu 90 Prozent der Pflegeheimbewohner in ihrer Mobilität eingeschränkt sind. **Beweglichkeit,** oft in Verbindung mit Mobilität, hat hohe Bedeutung für Tätigkeiten wie Anziehen und Hygiene. Gerade der Verlust dieser Fähigkeiten hat für den Betroffenen schwere Einbußen in Bereichen des Selbstbewusstseins und seiner Identität zur Folge. Was bedeutet es für einen bisher selbständigen Menschen, plötzlich nicht einmal mehr den Toilettengang selbst verrichten zu können, eine Tätigkeit, die intimer nicht sein könnte?

Gleiches gilt für die Aufrechterhaltung der **Koordination**, wie sie beispielsweise zum Herrichten von Speisen und der Nahrungsaufnahme oder wiederum auch bei der Körperhygiene von Nöten ist. Auch hier wirken sich Einschränkungen stark auf die Psyche des Betroffenen aus (Dittmann-Kohli 1995).

Auch **Kraft** und **Ausdauer**, als Basis jeglicher Mobilität, werden im Alter durch Veränderungen der Muskulatur und des Herz-Kreislaufsystems zunehmend eingeschränkt, so bereiten alltägliche Anforderungen wie z.B. das Aufstehen von Bett und Stuhl oder längeres Stehen bei der Körperpflege vermehrt Schwierigkeiten. Kommen dann noch Einschränkungen im Bereich des **Gleichgewichtes** hinzu, dann entsteht ein erhöhtes Unsicherheitsgefühl, das dazu führt, dass die Betroffenen ihren Aktivitätsradius stark einschränken und sich damit zunehmend isolieren.

Hervorgehobenes Ziel muss es also sein, diesen negativen Prozessen zu begegnen und dem – wenn auch bereits pflegebedürftigen – Menschen aufzuzeigen, dass auch zu diesem Zeitpunkt noch Fähigkeiten und Fertigkeiten zur Bewältigung des Alltages vorhanden sind. Der weitestgehende Erhalt von Selbständigkeit, wenn auch durch die Pflegebedürftigkeit auf eingeschränktem Niveau, muss in enger Verbindung mit Lebensqualität und subjektivem Wohlbefinden gesehen werden.

Weiterhin ist es von nicht zu unterschätzender Bedeutung, den alten Menschen aus seiner „erlernten Hilflosigkeit" (Seligman 1992) herauszureißen und ihn zu motivieren selbst aktiv zu werden. Hilflosigkeit ist von der psychologischen Seite her nicht ausschließlich negativ zu sehen. Sie ermöglicht dem Betroffenen in einem Umfeld der sozialen Isolation, wie es in Heimen aus verschiedenen Gründen oftmals vorzufinden ist, die Möglichkeit der Zuwendung, der körperlichen Nähe und der Kommunikation. Die Pflegetätigkeiten und Hilfen zur Verrichtung der Tätigkeiten des alltäglichen Lebens sind für körperlich eingeschränkte Heimbewohner oftmals die einzige Möglichkeit sozialer Interaktion. Somit ist, wenn auch oftmals vom Betroffenen unbewusst, die Aufrechterhaltung dieser Hilfebedürftigkeit sogar erstrebenswert und gewollt.

Die psychomotorische Aktivierung bei SimA®-P begegnet diesen Prozessen durch das Angebot sozialer Erfahrungen in den Gruppentherapiestunden. Die **Sozialerfahrung** bildet einen Schwerpunkt der Aktivierung. Dies wird implizit durch die Therapie in Gruppenform aber auch explizit durch bestimmte Partner- und Gemeinschaftsübungen erreicht. Aus diesem Grund findet die Aktivierung stets im Stuhlkreis statt. Des Weiteren wurde darauf geachtet, dass ein Großteil der Übungen als gemeinschaftliche Übungen angeboten wird.

Die referierten Komponenten der physischen Leistungsfähigkeit und die Zielsetzungen der psychomotorischen Aktivierung lassen sich im folgenden Modell veranschaulichen: Es beschreibt die funktionelle Einheit psychischer und motorischer Vorgänge und zeigt auf, wie Bewegung im Sinne motorischer Äußerungs- und Reaktionsformen beim Heimbewohner Einfluss auf sein psychisches Erleben und Verhalten nimmt. Diese psychomotorischen Prozesse verbessern – bei regelmäßiger Übung – die motorischen Fertigkeiten für die lebensweltrelevanten Anforderungen des Heimbewohners sowie seine psychische Befindlichkeit.

Aus den vorangegangenen Ausführungen ergibt sich für das Konzept der Psychomotorischen Aktivierung folgendes Modell:

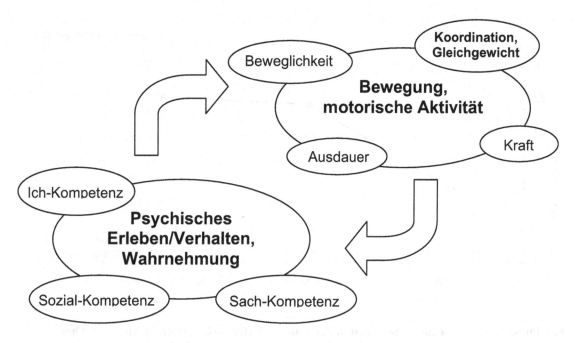

Abbildung 2: Zielsetzung und Übungsanteile der psychomotorischen Aktivierung

1.5 Ergebnisse der SimA®-P-Studie

Der vorliegende Übungsband „Psychomotorische Aktivierung mit SimA-P" wurde in Kombination mit dem ebenfalls in dieser Reihe erschienenen Übungsband „Kognitive Aktivierung mit SimA-P" zwölf Monate lang mit freiwillig teilnehmenden Pflegeheimbewohnern im Alter von 70-99 Jahren (im Durchschnitt 83 Jahre) im Rahmen des Forschungsprojektes „Rehabilitation im Altenpflegeheim" (Oswald et al. 2006) durchgeführt.

Dabei wurden insgesamt 294 Personen einer umfassenden funktionellen und psychodiagnostischen Untersuchung unterzogen und anschließend einer Übungsgruppe (Treatmentgruppe) oder einer Kontrollgruppe, die keine weitere Therapie erhielt, zugeteilt. Nach sechs (N = 189) sowie nach zwölf Monaten (N = 137) wurde die Untersuchung wiederholt. Aufgrund des hohen Alters der Teilnehmer (70-99 Jahre) sowie den starken gesundheitlichen, kognitiven und funktionellen Einschränkungen, lag das Ziel der Therapie vor allem in der Erhaltung und Förderung der verbliebenen Selbständigkeit.

Die wichtigsten Ergebnisse dieser Untersuchungen sollen im Folgenden kurz skizziert werden:

Wie aus Abbildung 3 ersichtlich wird, kommt es im 12-Monats-Vergleich in einem Kraft-Test zu signifikanten Unterschieden zwischen Treatment- und Kontrollgruppe. Die Untersuchung zum Kraftstatus der Teilnehmer wurde mittels des Chair-Stand-Tests nach Rikli und Jones (2001) erhoben.

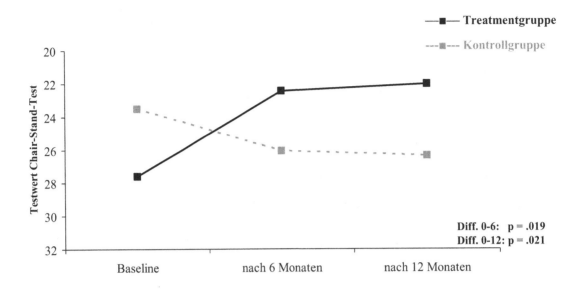

Abbildung 3: Veränderungen der Kraft in den unteren Extremitäten nach 12 Monaten Therapie

Während die Kontrollgruppe in der funktionelle Leistungsfähigkeit über den Zeitraum einem leichten Abbau unterworfen ist, zeigt sich bei der Therapiegruppe sogar ein Zuwachs an Kraft über den Zeitraum von zwölf Monaten.

Vergleichbare Ergebnisse zeigt der Chair-Reach-Test in Abbildung 4, ein Test zur Ermittlung des Bewegungsausmaßes, der ebenfalls von den oben genannten Autoren stammt.

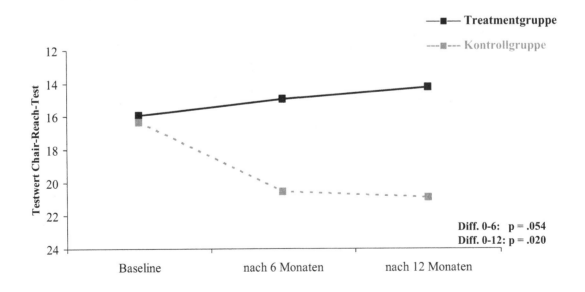

Abbildung 4: Veränderungen in der Beweglichkeit nach 12 Monaten Therapie

Während sich die Leistungen der Kontrollgruppe über den gesamten Therapie-
zeitraum von einem Jahr verschlechtern, kommt es in der Therapiegruppe sogar
zu einer leichten Verbesserung der Beweglichkeit.

Insgesamt wirkte sich die Therapie positiv auf die Aktivitäten des täglichen Lebens aus und die Sturzereignisse in den Therapieheimen ließen sich stark verrin-
gern (siehe Abbildung 5). Vor dem Hintergrund der pflegerischen Versorgung
der Bewohner spielen diese Effekte eine übergeordnete Rolle.

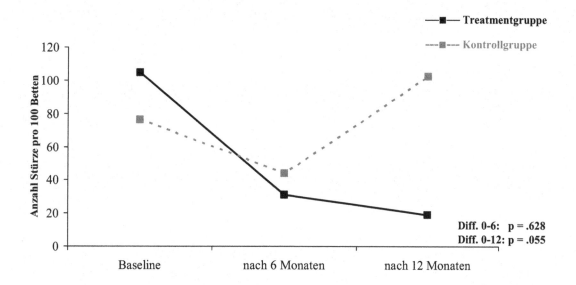

Abbildung 5: Verringerung der Sturzereignisse nach 12 Monaten Therapie

Zusätzlich ergaben sich durch die Kombination von kognitiver und psychomotorischer Aktivierung signifikante Effekte auf die basale kognitive Leistungsfähigkeit der Therapieteilnehmer sowie auf spezifische Gedächtnisleistungsbereiche
wie z.B. die visuelle Gedächtnisleistung. Die Wirksamkeit der Therapie auf die
kognitive Leistungsfähigkeit wird im Übungsband „Kognitive Aktivierung mit
SimA®-P" ausführlich dargestellt.

II
Hinweise zur Durchführung

2.1 Aufbau des Therapieleitfadens

Der Therapieband ist in 24 Einheiten aufgeteilt. Alle Einheiten sind gleichermaßen in drei Teilabschnitte untergliedert:

1. Lockerungs- und Dehnübungen
2. Basicübungen
3. Übungen zum Stundenschwerpunkt

Unter der Stundenüberschrift werden für jede Therapieeinheit der Psychomotorische Themenbereich sowie die Basic- und Schwerpunktthemen genannt. Im Weiteren folgt eine Materialaufstellung für die in der jeweiligen Einheit benötigten Hilfsmittel. Dies dient der leichteren Vorbereitung der Therapieeinheiten und der besseren Variierbarkeit einzelner Übungen unter Beibehaltung der Stundenthemen (am Ende des Bandes sind alle Übungen in einer Übersicht noch einmal zusammengefasst).

Die Übungsbeschreibungen sind in Form einer tabellierten Übersicht angeordnet und in vier Spalten (Absicht, Übungsbeschreibung, Bemerkungen und Zeit) unterteilt: **Absicht** beschreibt das Ziel der Übung bzw. den Übungszweck. In der Spalte **Übungsbeschreibung** sind der Name der Übung sowie die genaue Abfolge der Übungen aufgeführt. Unter **Bemerkungen** finden sich Anweisungen für alternative Übungen, wenn bestimmte Teilübungen nicht von immobilen Teilnehmern ausgeführt werden können, sowie Anmerkungen zu Gefahrenquellen oder Einschränkungen die beachtet werden müssen. Die Spalte **Zeit** gibt die vorgesehene Dauer einzelner Übungen an, die jedoch eher als ungefähre Richtzeit angesehen werden muss. Sie dient zur groben Orientierung.

2.2 Aufbau und Ablauf der Therapieeinheiten

Die **Aufwärm- und Dehnübungen** sind in jeder Einheit identisch und sollen – gleich einem Einführungsritual – nicht nur motorisch sondern auch mental auf die bevorstehende psychomotorische Aktivierung vorbereiten.

Es folgen **Basicübungen**, welche die Grundkomponenten der motorischen Leistungsfähigkeit (vgl. 1.2) schulen. Sie bestehen aus einer geringen Anzahl immer wiederkehrender Grundübungen. Die einzelnen Übungen können von den Teilnehmern schnell erlernt werden, was sich zum einen in einer kürzeren Erklärungszeit und damit längeren Übungszeit aber insbesondere auch in der Möglichkeit der Teilnehmer Veränderungen und Verbesserungen an sich feststellen zu können niederschlägt.

Jede Therapieeinheit beinhaltet einen **Schwerpunkt**, der sich vor allem aus psychomotorischen Inhalten zusammensetzt. Neben motorischen Inhalten werden entsprechend immer auch psychische Prozesse angebahnt. Hierbei werden vor allem Übungen der Körperwahrnehmung, Material-, und Sozialerfahrung, die auch den jeweiligen psychomotorischen Stundenschwerpunkt kennzeichnen, eingebracht. Die motorischen Inhalte dieser Schwerpunkte beruhen auf der Schulung von Fähigkeiten, die vor allem bei den Aktivitäten des täglichen Lebens benötigt werden und damit der Erhaltung der Selbständigkeit dienen.

Der klare, einheitliche Aufbau der Therapieeinheiten unterstützt die Teilnehmer, sich auf die Übungen einzulassen; Sie wissen was sie erwartet und erlangen so ein Stück weit Handlungssicherheit.

Zeitlicher Ablauf der Therapieeinheit:
1. Lockerungs- und Dehnübungen   ca. 2-5 Minuten
2. Basicübungen   ca. 5-8 Minuten
3. Schwerpunktübungen   ca. 10-15 Minuten

Einheit	Basicinhalte	Stundenschwerpunkte
1	Koordination + Kraftausdauer	Beweglichkeit
2	Beweglichkeit + Gleichgewicht	Fingerbeweglichkeit
3	Fingerbeweglichkeit + Koordination	Kraft
4	Gleichgewicht + Ausdauer	Fingerbeweglichkeit + Koordination
5	Beweglichkeit + Kraft	Gleichgewicht + Ausdauer
6	Fingerbeweglichkeit + Kraft	Beweglichkeit + Kraft
7	Gleichgewicht + Ausdauer	Fingerbeweglichkeit + Kraft
8	Koordination + Beweglichkeit	Gleichgewicht + Ausdauer
9	Fingerbeweglichkeit + Kraft	Koordination + Beweglichkeit
10	Gleichgewicht + Kraft	Koordination
11	Fingerbeweglichkeit + Kraftausdauer	Gleichgewicht
12	Beweglichkeit + Kraft	Ausdauer
13	Koordination + Kraftausdauer	Beweglichkeit
14	Beweglichkeit + Gleichgewicht	Fingerbeweglichkeit
15	Fingerbeweglichkeit + Koordination	Kraftausdauer
16	Gleichgewicht + Ausdauer	Fingerbeweglichkeit + Koordination
17	Beweglichkeit + Kraft	Gleichgewicht + Ausdauer
18	Fingerbeweglichkeit + Kraft	Kraft + Beweglichkeit
19	Gleichgewicht + Ausdauer	Fingerbeweglichkeit + Kraft
20	Koordination + Beweglichkeit	Gleichgewicht + Ausdauer
21	Fingerbeweglichkeit + Kraft	Beweglichkeit
22	Gleichgewicht + Kraft	Koordination
23	Fingerbeweglichkeit + Kraftausdauer	Gleichgewicht
24	Beweglichkeit + Ausdauer	Kraftausdauer

Abbildung 6: Inhaltsübersicht der Therapieeinheiten

Einige Übungen enthalten Steigerungsmöglichkeiten. Wenn ein Übungserfolg festgestellt werden konnte, kann auf schwierigere Formen der Übung unter Nutzung von (schwereren) Hanteln oder Gewichtsmanschetten oder auch durch eine Steigerung der Wiederholungsanzahl zurückgegriffen werden. Diese Übungen sind in den Stundenübersichten jeweils mit einem Plus-Zeichen (+) gekennzeichnet (entsprechend auch das hierfür benötigte Material).

Für jede Übung sind Richtzeiten angegeben. Diese können aufgrund der Heterogenität der Gruppen entsprechend nur einen Anhalt geben. Sie dienen vor allem der besseren Orientierung, um bei höherem Zeitbedarf für eine Übung die Einhaltung der Gesamtzeit zu erleichtern. Jeder Übungsleiter sollte, sobald er seine Trainingsgruppe einschätzen kann, nochmals individuell die Parameter Intensität und Dauer bestimmen.

2.3 Organisatorische Hinweise

Im Rahmen der wissenschaftlichen Studie SimA®-P hat es sich als günstig erwiesen, bei der Durchführung der Therapieeinheiten zwei Gruppenleiter (ein Durchführender und eine Hilfskraft) einzusetzen, da so besser auf besonders verlangsamte und hilfebedürftige Teilnehmer eingegangen werden konnte. Zudem musste die Gruppe bei notwendigen Unterbrechungen nicht alleine gelassen werden. Realität ist jedoch, dass der Einsatz von zwei Gruppenleitern im täglichen Betriebsablauf eines Pflegeheimes meist nicht umsetzbar ist. Entsprechend müssen besondere Sicherheitsvorkehrungen zum Unfallschutz beachtet werden (siehe Kapitel 2.5, Punkt 5).

Eine Gruppengröße von acht Teilnehmern hat sich bei demenziell beeinträchtigen Teilnehmern als günstig erwiesen. Bei größeren Gruppen kann eine individuelle Betreuung nicht mehr gewährleistet werden, zudem steigen auch Lärmpegel und die Gefahr der Ablenkung der Teilnehmer. Außerdem ist die besondere funktionelle Situation von Pflegeheimbewohnern zu berücksichtigen.
In Gruppen mit stärker kognitiv beeinträchtigten Teilnehmern ist eine eher kleinere Teilnehmerzahl zu wählen, da hierbei vermehrt individuelle Hilfestellungen gegeben werden müssen.

Umgekehrt sollte auch eine nicht zu geringe Teilnehmerzahl gewählt werden, da die Motivation dann stark sinkt und schnell ein „Schüler-Lehrer"-Gefühl aufkommt. Bei zu erwartenden hohen Fehl- oder Erkrankungsraten ist deshalb von vornherein eher eine etwas größere Teilnehmerzahl zu wählen, da davon ausgegangen werden muss, dass meist nicht alle teilnehmen können.

Auch die Raumqualität hat einen entscheidenden Einfluss auf einen reibungslosen Stundenablauf. Aufgrund der oftmals beeinträchtigten sensorischen Funktionen der Teilnehmer ist besonders darauf zu achten, dass der Raum resonanzfrei ist. Die Anordnung der Stühle sollte in Kreisform möglich sein, da viele Übungen als Gruppenübung konzipiert sind. Es sollte für jeden Teilnehmer ausreichenden Platz zur Verfügung stehen, d.h. die Stühle sollten etwa eine doppelte Armlänge auseinander stehen können. Bei der Vorbereitung des Raumes sollten Freiräume für Rollstuhlfahrer mit berücksichtigt werden. Gute Lichtverhältnisse sind gerade bei älteren Menschen von großer Wichtigkeit, da schlechte Sicht häufig zu Unsicherheiten und Gleichgewichtsproblemen führen und eine erhöhte Sturzgefahr bedingen. Der Gruppenleiter sollte immer Sichtkontakt zu den Teilnehmern haben, damit schwerhörige Teilnehmer zum einen die direkte Ansprache haben und zum anderen eventuell die Möglichkeit haben die Lippenbewegungen des Gruppenleiters als Verstehhilfe zu nutzen.

In diesem Zusammenhang empfiehlt es sich, bei der Gruppenzusammensetzung darauf zu achten, dass die Teilnehmer möglichst ein ähnliches kognitives und funktionelles Niveau aufweisen. Auch dies wird nicht immer möglich sein, so dass der Gruppenleiter auch hier wieder gefordert ist, trotz Gruppenheterogenität Schwächere nicht zu überfordern und Leistungsstärkere nicht genügend zu fördern.

Übungsanweisungen sollten immer wieder ausführlich in kurzen einfachen Sätzen vorgetragen und nötigenfalls vom Gruppenleiter vorgemacht werden. Erfahrungsgemäß sollte selbst die Kenntnis von Übungen, die bereits häufig durchgeführt wurden, nicht vorausgesetzt werden. Es ist weiterhin wichtig, Anweisungen mit klarer, deutlicher Sprache zu geben und bei Bedarf individuelle Hilfestellung anzubieten.

Eine rechtzeitige Vorbereitung und Bereitlegung der für die Übungsstunde nötigen Materialien hat sich für einen reibungslosen Ablauf als wichtig erwiesen. Da bereits bei Eintreffen der Teilnehmer die ganze Aufmerksamkeit des Übungsleiters gefordert ist, sollte er nicht durch Organisatorisches abgelenkt werden, oder sogar den Raum verlassen müssen. Zudem können durch eine rechtzeitige Planung und Vorbereitung erhebliche Kosten gespart werden, da sich viele Geräte und Hilfsmittel kostengünstig selbst herstellen lassen (siehe Kapitel 2.7).

Einer der wichtigsten Punkte für den Erfolg jeder Therapie ist die regelmäßige Durchführung. Nur durch verlässliche Termine und Zeiten entstehen bei den Teilnehmern eine feste Struktur und Identifikation mit der Therapie. Zur Erinnerung der Teilnehmer an die Übungszeiten eignen sich Terminzettel in den Wohnungen bzw. Zimmern; dies verstärkt ebenfalls die Zuverlässigkeit und unterstreicht die Bedeutung der Trainingsstunden. Bei stärker kognitiv eingeschränkte Pflegeheimbewohner sollte immer auch das Pflegepersonal informiert werden. Oftmals ist es hierbei auch wichtig, dem Personal die Wichtigkeit der Therapie darzulegen und es um Unterstützung zu bitten, damit die Teilnehmer zu den Therapiezeiten entsprechend vorbereitet sind und keine anderen Termine haben.

2.4 Besondere Aufgaben des Gruppenleiters

Erfahrungen während der Projektphase waren beispielsweise, dass einzelne Übungen nicht von Anfang an angenommen werden, da viele Inhalte neu und ungewohnt für die Teilnehmer sind. Schwierigkeiten bestehen z.B. bei der Durchführung von Sitztänzen, da zunächst Probleme in der Bewegungskontrolle und im Bewegungsverhalten bestehen. Sind die Teilnehmer jedoch einmal mit den Inhalten und dem Ablauf vertraut, sind die Motivation und die Freude an der Bewegung groß. Der Gruppenleiter ist hier gefordert auch bei schwierigeren Übungen die Teilnehmer zu motivieren und vor allem auch nicht selbst gleich aufzugeben oder leichtere Übungen zu bevorzugen.

Im Laufe der Therapie konnte eine Abnahme der anfänglichen Unsicherheit und eine größere Experimentierfreudigkeit seitens der Teilnehmer beobachtet werden. Dies lässt sich unter anderem gruppendynamisch durch ein besseres Kennenlernen der Teilnehmer und somit ein stärkeres Vertrauen in die Gruppe erklären.

Umgekehrt ließ sich bei einigen Teilnehmern eine starke Abwehrhaltung oder auch Dominanz gegenüber schwächeren Teilnehmern beobachten. Hier kommt dem Gruppenleiter eine wichtige moderierende Funktion zu. Vor diesem Hintergrund sollten beispielsweise Übungen, die von einzelnen Teilnehmern auch nach wiederholtem Male nicht verstanden wurden, separat noch einmal wiederholt oder bei der Durchführung der Aufgabe individuelle Hilfestellung gegeben werden.

Das Tempo der Gruppe sollte sich immer am Schwächsten orientieren. Es gilt hier nicht, in einen Konkurrenzkampf mit anderen zu treten, sondern vielmehr sollen das soziale Miteinander, die Hilfe untereinander und die Zusammenarbeit gepflegt werden.

Selbstverständlich ist auch ein spielerischer „Wettkampf" nicht grundsätzlich schlecht, es sollte hierbei jedoch stets auf die individuelle Leistungsfähigkeit der Teilnehmer geachtet werden. Wettkämpfe sind nur dort einzusetzen, wo das Niveau der Gesamtgruppe ungefähr gleich ist.

Positive Rückmeldungen und Lob sind für die Vermittlung von Erfolgserlebnissen und damit der Steigerung des Selbstwertgefühls nicht zu unterschätzen. Lob und Anerkennung spielen gerade beim alten Menschen im Pflegeheim – den meisten Aufgaben und gesellschaftlichen Tätigkeiten enthoben – eine große Rolle. Das Erfahren eigener Leistungsfähigkeit und eigenen Erfolges wirkt sinnstiftend und motivierend für die Teilnehmer, vor allem da diese Erfahrungen aus anderen Lebensbereichen kaum noch oder nicht mehr gewonnen werden können.

Das Hinweisen auf eine realistische Einschätzung der individuellen Leistungsfähigkeit und vor allem auf das Erkennen der eigenen Leistungsgrenzen bei den einzelnen Teilnehmern sollte für den Übungsleiter zur Routine werden. Nur der Teilnehmer selbst kann richtig einschätzen, wie viel er sich noch zutrauen kann. Der Übungsleiter dagegen soll eine vertraute Atmosphäre schaffen, so dass die Teilnehmer sich nicht scheuen, entsprechende Ängste diesbezüglich zu äußern.

2.5 Tipps aus der Praxis für die Praxis

Bei der Durchführung einer motorischen Aktivierung kann es zu einer Reihe von Gefahrensituationen kommen. In der Arbeit mit alten Menschen sind diese Risiken ungleich höher. Aus diesem Grund sollen die wichtigsten Gefahrenquellen hier genannt werden. Natürlich kann im Rahmen dieser Einführung kein Anspruch auf Vollständigkeit – wenn dies im Bereich der körperlichen Aktivität überhaupt möglich ist – erhoben werden.

Aus diesem Grund ist eine eingehende Schulung bzw. Einweisung in die Besonderheiten der Bewegung mit Älteren unumgänglich. Bei ungenügendem Wissen um Möglichkeiten und Grenzen der körperlichen Beanspruchung des alten Menschen können Verletzungen nicht ausgeschlossen werden!

Die physiologische und gesundheitliche Situation älterer Menschen und insbesondere die von Pflegeheimbewohnern kann nicht mit der junger Erwachsener verglichen werden:

1. Bei Risikopatienten vor deren Teilnahme an der körperlichen Aktivierung den Hausarzt befragen! Risikopatienten sind unter anderem Patienten mit…
   - schweren Herz-Kreislauf-Erkrankungen,
   - akuten Erkrankungen (z.B. Infektionen mit Fieber),
   - bekannten Aneurysmen, und
   - stark sturzgefährdete Patienten.

2. Allmähliche Gewöhnung der Teilnehmer an die körperliche Aktivität! Deshalb bitte Folgendes beachten:
   - Es muss davon ausgegangen werden, dass die Teilnehmer wenig Bewegungserfahrung haben und in ihrer Leistungsfähigkeit reduziert sind.
   - Zunächst Übungsstunden so einhalten, wie sie in den Trainingseinheiten beschrieben wurden (aufeinander bezogene Inhalte!).
   - Übungsintensität und –schweregrad nur langsam steigern.
   - Die unterschiedlichen Ausgangsniveaus der Teilnehmer müssen beachtet werden.

3. Aufgrund von Veränderungen in der Dehnfähigkeit der Muskeln, Sehnen und Bändern ist die Gefahr einer Dehnung oder eines Risses in diesen Gruppen besonders erhöht! Deshalb bitte unbedingt darauf achten, dass…
   - keine Dehnübungen ohne vorheriges Aufwärmen der beanspruchten Muskelgruppen durchgeführt werden!
   - bei Schwungübungen (z.B. Armschwingen) immer auf ein individuell angemessenes Schwingungsausmaß geachtet wird!
   - Armkreisen in jedem Fall vermieden werden sollte!
   - aktive sowie passive Dehnübungen (Federn und Schwingen bzw. Dehnung durch externe Kräfte) aufgrund erhöhter Verletzungsgefahr vermieden werden!
   - statische Dehnübungen (z.B. Stretching) hier zu bevorzugen sind.

4. Generell gilt: Die Halswirbelsäule ist kein Kugelgelenk!
   Deshalb:

   - Kopfkreisen ist aufgrund verschiedenster Verletzungsrisiken (auch bei jungen Menschen) stets zu vermeiden.
   - Zur Dehnung der Nackenmuskulatur können Neigeübungen (nach vorne und seitlich) und Drehübungen (Schulterblick) durchgeführt werden.
   - Kopfneigen nach hinten sollte aufgrund der Schwindelgefahr ebenfalls vermieden werden.

5. Bei Gleichgewichtsübungen immer den reduzierten physischen Gesundheitszustand der Teilnehmer berücksichtigen!
   Deshalb:

   - Stets auf notwendige Sicherheitsmaßnahmen achten!
   - Standübungen sollten am günstigsten in einer Ecke durchgeführt werden (dies wird jedoch selten möglich sein), mindestens sollte eine Haltemöglichkeit vorhanden sein (z.B. Stuhl mit Lehne vor den Teilnehmer stellen).
   - Bei Gleichgewichtsübungen (auch im Sitzen) immer darauf hinweisen, dass auf den sicheren Stand (Sitz) und auf eine ruhige, kontrollierte Bewegungsdurchführung (z.B. Oberkörper seitlich verlagern im Sitzen) zu achten ist.

6. Unbedingt „Pressatmung" vermeiden!
   Deshalb:

   - Bei Kraftübungen immer wieder auf regelmäßige Atmung hinweisen („Ruhig weiteratmen, nicht die Luft anhalten, etc.").
   - Ältere Menschen halten oftmals auch die Luft an, wenn sie sich konzentrieren. Entsprechend auch bei Koordinationsübungen auf die Atmung achten.

7. Überlastungsreaktionen erkennen!
   Deshalb:

   - Bei auffallender Veränderung der Gesichtsfarbe (Gesichtsröte oder -blässe) oder Schweißausbruch Übung sofort unterbrechen, unter Umständen Puls und Blutdruck messen.
   - Medikamente (z.B. Antihypertonika) können die Pulsregulation verändern, deshalb nicht auf Pulskontrolle verlassen.
   - In der Regel merken Teilnehmer selbst sehr gut, wann eine Überlastung eintritt. Den Teilnehmer deshalb immer wieder auffordern, nur soweit mit zu machen, wie er kann (keinen Gruppenzwang aufkommen lassen!).
   - Besser eine Übung, die eigentlich im Stehen oder Gehen vorgesehen ist, sitzend durchführen lassen, als die Teilnehmer zu überfordern.

8. Grundsätzlich: Immer wieder nach dem aktuellen Befinden fragen!

2.6 Überblick über benötigte Übungsmaterialien

Für den gesamten Durchlauf der 24 Therapiestunden werden folgende Materialien benötigt:

- Igelbälle (je 1 pro TN)
- Hanteln (je ein 2er-Satz pro TN, in verschiedenen Gewichtsklassen)
- Luftballons (je 1 pro TN), evtl. auch Schaumstoffball
- Gewichtsmanschetten (je ein 2er-Satz pro TN)
- Jongliertücher (je 1 pro TN)
- Therapieknete (ausreichend für alle TN, mind. ein mandarinengroßes Stück pro TN)
- CD- bzw. Kassettenabspielgerät (1)
- CDs bzw. Kassetten mit Musik (z.B. Marschmusik)
- Gläser (je 1 pro TN)
- Verschiedene Flaschen (z.B. mit Schraubverschluss oder Kronkorken)
- Jacke, Brille, Hut, Kopftuch, Schuhe, Handschuhe
- Eimer, Papierkorb (1)
- Trommel oder Tamburin (1)
- Papierblätter, Schmierpapier (mehrere pro TN)

2.7 Herstellung alternativer Übungsmaterialien

Viele der in den Übungen angegebenen Materialien sind im Handel bzw. bei speziellen Versandhäusern erhältlich. Um Kosten zu sparen, können die meisten Materialien preiswert und mit wenig Aufwand selbst hergestellt werden:

Hanteln:
Anstatt Hanteln unterschiedlichen Gewichtes zu kaufen können auch Pet-Flaschen 0,3, 0,5 und 1 Liter mit Sand oder Wasser befüllt werden. Für ältere Menschen mit arthrotischen Veränderungen der Gelenke ist der größere Umfang von Flaschen vorteilhaft, da die Faust nicht ganz geschlossen werden muss.

Jongliertücher:
Quadratische Stoffreste oder alte Halstücher können gleichermaßen als Jongliertücher verwendet werden.

Gewichtsmanschetten:
Alte Strümpfe oder Stoffsäckchen können mit Körnern oder grobem Sand befüllt, oben und unten abgenäht und mit Klettverschlüssen versehen werden. Alternativ können befüllte Säckchen auch in unterschiedlicher Anzahl in abgeschnittene Strumpfhosen getan und um Arme- bzw. Beine gebunden werden. So kann gleichzeitig auch das Gewicht der Manschetten variiert werden.

Therapieknete:
Rezept 1
Zutaten: *¼ Tasse Salz, 10 EL Wasser, 5 EL Paraffinöl (Apotheke), 2 Tassen Mehl*
Wasser, Salz und Öl gut miteinander verrühren; das Mehl nach und nach zugeben und einarbeiten. Der Teig soll geschmeidig sein, nicht kleben. Zum Einfärben können Eierfarben oder Lebensmittelfarben verwendet werden. Vor jeder Benutzung muss er kräftig durchgearbeitet werden. In einer Plastikdose an einem kühlen Ort aufbewahren.
Rezept 2
Zutaten: *400 g Mehl, 200 g Salz, 11 g Alaun (Apotheke), 2 EL Öl, ½ l abgekochtes Wasser*
Wasser, Salz, Öl und Alaun gut miteinander verrühren; das Mehl nach und nach zugeben und einarbeiten. Der Teig soll geschmeidig sein, nicht kleben. Durch Zugabe von mehr Wasser die richtige Knetfähigkeit herstellen. Zum Einfärben können Eierfarben oder Lebensmittelfarben verwendet werden. In einer Plastikdose an einem kühlen Ort aufbewahren.

2.8 Übersicht Grundstellungen und Übungen

In den Übungsbeschreibungen der einzelnen Therapieeinheiten werden verschiedene sportmotorische Begrifflichkeiten aufgeworfen. Im Folgenden werden zum besseren Verständnis die wichtigsten Grundstellungen und -haltungen anhand von Beispielbildern aufgeführt.

2.8.1 Stehen

Obgleich alle Übungen als Stuhlkreisübungen vorgesehen sind, können einige Übungen mit mobilen Gruppen auch im Stehen durchgeführt werden. Bei einigen Gleichgewichts oder Kraftübungen bietet es sich an, als Hilfsmittel zur Vermeidung von Stürzen den Stuhl zu nutzen.

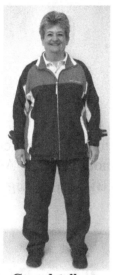

Grundstellung
Kinn und Schultern leicht nach hinten gezogen, Füße stehen etwa hüftbreit auseinander.

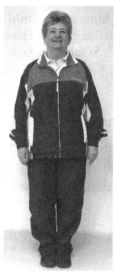

Aufrechter Stand
Wie Grundstellung, Füße bleiben geschlossen.

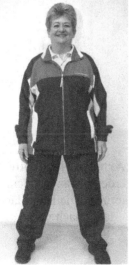

Enge Grätschstellung
Wie Grundstellung, Füße stehen etwa schulterbreit auseinander.

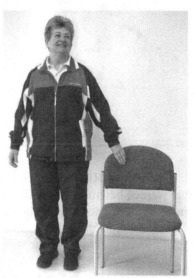

Stehend neben dem Stuhl mit Halten
Wie Grundstellung, eine Hand liegt an der Stuhllehne an. Sicherung gegen seitliches Kippen.

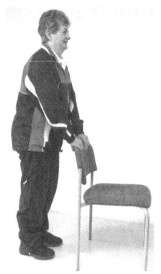

Stehend hinter dem Stuhl mit Halten
Wie Grundstellung, beide Hände liegen an der
Lehne des Stuhles an. Sicherung gegen
Kippen nach vorne.

2.8.2 Arme

Die auf den Bildern gezeigten Armhaltungen sind analog auf Übungen im Sitzen
übertragbar. Wenn in der Übungsanweisung keine anderweitigen Angaben gemacht werden, sollen die Armstellungen wie auf den Bildern gezeigt ausgeführt
werden.

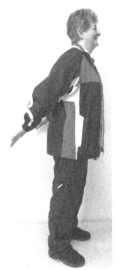

Arme in Rückhalte
Die Arme werden bei aufrechtem Oberkörper
nach hinten geführt. Die Handflächen zeigen
dabei nach oben.

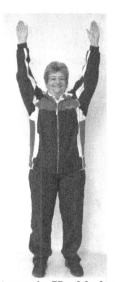

Arme in Hochhalte
Die Arme werden bei aufrechtem Oberkörper
nach oben geführt. Die Handflächen zeigen
dabei nach vorne.

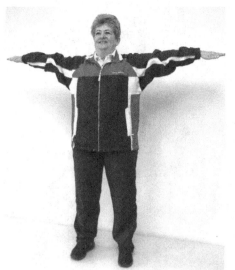

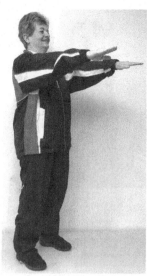

Arme in Seithalte
Arme werden in aufrechter Stellung waagerecht seitlich ausgestreckt. Die Handflächen zeigen dabei nach unten.

Arme in Vorhalte
Arme werden in aufrechter Stellung waagerecht nach vorne ausgestreckt. Die Handflächen zeigen dabei nach unten.

2.8.3 Sitzen

Verschiedene Übungen erfordern bestimmte Formen des Sitzens. Grundsätzlich sollte der aufrechte Sitz ohne Lehnenberührung angestrebt werden, da hier gleichzeitig auch die Rückenmuskulatur trainiert wird. Da dies schnell zur Ermüdung führt, sollte auf einen Wechsel zwischen sicherem Sitz mit Anlehnen und aufrechtem Sitz geachtet werden. Wichtig ist darauf zu achten, das der Teilnehmer nicht in sich zusammensinkt (s.u. „Rundrücken"), sondern auch beim Anlehnen möglichst aufrecht sitzt (siehe Anweisungen „Grundstellung"). Grundsätzlich sollten die Unterschenkel beim Sitzen einen 90° Winkel zum Oberschenkel einnehmen, wobei die gesamte Sohlenfläche Bodenkontakt haben soll. Bei kleineren Personen ist hierbei auf einen geeigneten Stuhl zu achten.

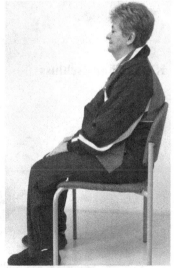

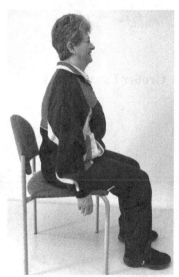

Sicherer Sitz
Volle Ausnutzung der Sitzfläche mit Anlehnen an der Rückenlehne.

Aufrechter Sitz
Ausnutzung von $^3/_4$ der Sitzfläche ohne Lehnenberührung.

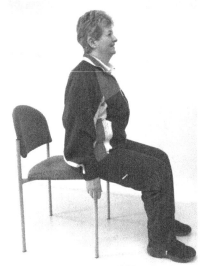

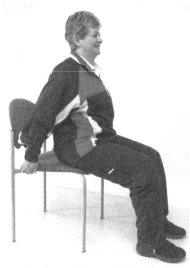

Aufrechter Sitz auf Vorderkante
Ausnutzung der Hälfte der Sitzfläche ohne
Lehnenberührung.

Aufrechter Sitz mit Festhalten
Wie Sitz auf Vorderkante, Hände umfassen
die hintere seitliche Kante der Sitzfläche.

2.8.3 Handstellungen

Für einige Fingerübungen werden verschiedene Arten von Handstellungen benötigt. Im
Folgenden sind zum besseren Verständnis einige nicht selbsterklärende Stellungen auf-
gezeigt.

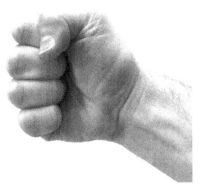

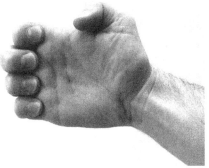

Großer Faustschluss

Kleiner Faustschluss

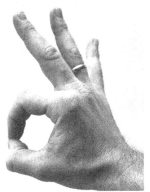

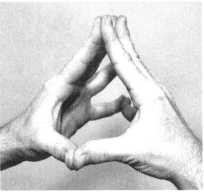

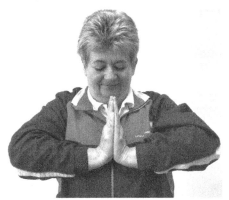

Fingertippen

Finger gegeneinander pressen

Bethände

2.8.4 Übungen im Sitzen

Auch hier sollen einige Übungen exemplarisch dargestellt werden, um das Verständnis der Übungsdurchführung zu erleichtern. Die Übungen im Sitzen werden, wenn nicht ausdrücklich anders beschrieben, im aufrechten Sitz ohne Anlehnen unter Ausnutzung von etwa drei Viertel der Sitzfläche durchgeführt.
Die gezeigten Bilder erläutern einige nicht selbsterklärende Übungen im Sitzen.

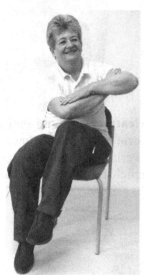

Rumpfbeugen im Sitzen
Ellenbogen zum gegenüberliegenden Knie führen, Knie dabei leicht anheben.

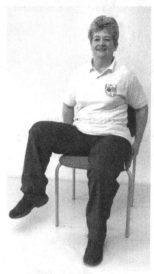

Hüftmobilisation
Bein vom Boden abheben, leicht zur Seite führen, dort kurz halten und wieder zurückführen.

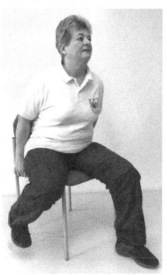

Unterschenkel beugen
Fuß vom Boden abheben, nach hinten anziehen. Ist ein Anziehen des Beines neben dem Stuhl nicht möglich, kann in Abwandlung der Fuß auch unter dem Stuhl mittig angehoben werden.

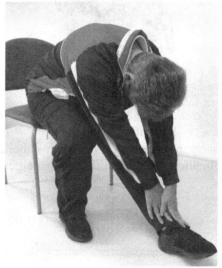

Hüftbeuge im Sitzen
Ein Bein gestreckt, Hände mit ausgestreckten Armen am gestreckten Bein nach unten führen. Bei sturzgefährdeten Bewohnern kann diese Übung mit den Händen auf dem Knie durchgeführt werden.

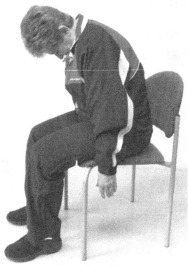

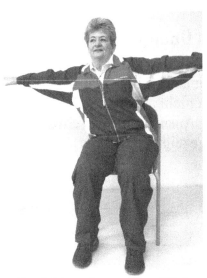

Rundrücken
Kopf zur Brust nehmen, Arme dabei leicht nach unten ziehen.

Gewichtsverlagerung seitlich
Arme waagerecht ausstrecken, Gewicht abwechselnd seitlich verlagern und dabei den jeweiligen Arm möglichst weit zur Seite strecken.

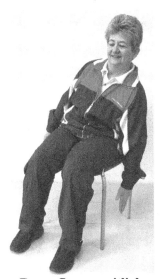

Rumpfbeuge seitlich
Arm nach unten ziehen, Wirbelsäule dabei ausschließlich zur Seite, nicht schräg neigen.

2.8.5 Übungen mit Hanteln

Hier werden zwei Übungen exemplarisch dargestellt. Wie auf den Bildern zu ersehen ist, können die Einzelübungen sowohl im Sitzen als auch im Stehen durchgeführt werden. Im Stehen werden die Übungen aus der Grundstellung heraus ausgeführt, im Sitzen im aufrechten Sitz ohne Lehnenberührung.

Zu beachten ist, dass die Arme bei Hantelübungen nicht komplett durchgestreckt werden, sondern in Endstellung in leichter Beugung verbleiben (vgl. Schulterdrücken).

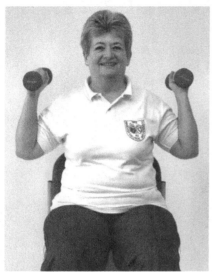

Schulterdrücken, Ausgangsstellung

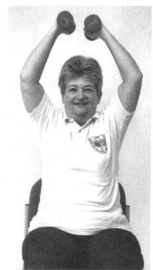

Schulterdrücken, Endstellung

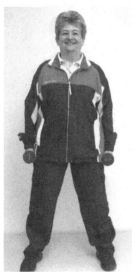

Seitheben, Ausgangsstellung

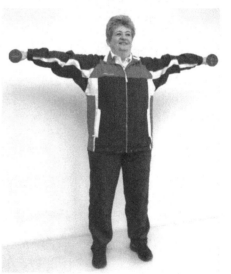

Seitheben, Endstellung

III
Darstellung der Therapie-
einheiten

Psychomotorische Aktivierung mit SimA®-P

Psychomotorischer Themenbereich: *Körperwahrnehmung*

Basicübungen: *Koordination, Kraftausdauer*

Motorischer Schwerpunkt: *Beweglichkeit*

Material: *CD- oder Kassettenabspielgerät, Tonträger mit Musik, (+) Gewichtsmanschetten*

Absicht	Übungsbeschreibung	Hinweise	Zeit
	1. Lockerungsübungen	(+) Mobile Gruppen können die Übungen auch im Stehen (enger Grätschstand) durchführen. Jede Übung 3- bis 5-mal wiederholen.	4 Min.
Lockerung und Dehnung der Hals- und Nackenmuskulatur	**Kopf drehen:** - Kopf zur rechten Schulter drehen, Kinn dabei zur Schulter neigen, Dehnung kurz halten. - Kopf zur linken Schulter drehen, Kinn dabei zur Schulter neigen, Dehnung kurz halten. **Ohr zur Schulter:** - Kopf abwechselnd zur rechten und linken Schulter neigen, Schulter locker lassen, nicht zum Ohr ziehen. - Rechtes Ohr zur rechten Schulter neigen, Dehnung kurz halten. - Linkes Ohr zur linken Schulter neigen, Dehnung kurz halten.		
Lockerung der Schultermuskulatur	**Schulterkreisen:** - Rechte/linke Schulter vorwärts kreisen. - Beide Schultern vorwärts kreisen. - Rechte/linke Schulter rückwärts kreisen. - Beide Schultern rückwärts kreisen.		
Dehnung der Schultermuskulatur	**Armschwingen:** - Rechten Arm nach vorn und hinten schwingen. - Linken Arm nach vorn und hinten schwingen. - Gleichzeitig beide Arme nach vorn und hinten schwingen.	**Beachte:** Aus zu heftigem Schwingen können Verletzungen der Bänder und Sehnen resultieren!	

Absicht	Übungsbeschreibung	Hinweise	Zeit
	2. Basicübungen		
	2.1 Ausdauer: Gehen im Sitzen mit Musik		3 Min.
Verbesserung der Ausdauerleistung in den unteren Extremitäten	Die Teilnehmer/TN sitzen im Stuhlkreis. Sicherer Sitz fest an der Rückenlehne: - Gehen im Sitzen mit Armeinsatz. - Gehen im Sitzen mit stampfendem Aufsetzen der Füße. - Gehen im Takt mit vorgegebener Musik in verschiedenen Geschwindigkeiten.	Flotte Musik einsetzen. (+) Mobile Gruppen können diese Übung bei gleichen Anweisungen auch im Stehen durchführen. Bei gleichgewichtsbeeinträchtigten TN evtl. Stühle mit Lehnen einsetzen	
	2.2 Koordination: Diagonalbewegungen obere Extremitäten		2 Min.
Verbesserung der Koordination in den oberen Extremitäten	Die TN sitzen im Stuhlkreis. Aufrechter Sitz ohne Lehnenberührung: - Hände liegen im Schoß. - Linke Hand an rechtes Ohr führen und wieder in den Schoß legen. - Rechte Hand an linkes Ohr führen und wieder in den Schoß legen. - Übungen wechselseitig je 5x wiederholen.	(+) Mobile Gruppen können diese Übung bei gleichen Anweisungen auch im Stehen durchführen.	
	2.3 Kraftausdauer: Schatten-Boxen		3 Min.
Verbesserung der Kraftausdauer in den oberen Extremitäten	Aufrechter Sitz ohne Lehnenberührung. Rechter und linker Arm im Wechsel: - Arm mit geballter Faust in Schulterhöhe nach vorne führen. - Arm nach oben führen. - Arm nach unten führen. - Arm zur jeweiligen Seite führen. - Übung zunächst gezielt langsam ausführen. - (+)Steigerungsmöglichkeit durch Geschwindigkeit, Gewichtsmanschetten.	(+) Mobile Gruppen können diese Übung bei gleichen Anweisungen auch im Stehen durchführen. Evtl. Musik einsetzen. **Beachte:** Beim Boxen die Ellenbogen nicht ganz durchdrücken, Verletzungsgefahr! Auf genügend Platz zwischen den TN achten! (+) Hilfestellung beim Anlegen und Abnehmen der Gewichtsmanschetten.	

Absicht	Übungsbeschreibung	Hinweise	Zeit
	## 3. Schwerpunkt		
Verbesserung der Beweglichkeit und Dehnung der unteren Extremitäten	### 3.1 Beweglichkeit: Beinübungen im Sitzen Die TN sitzen im Stuhlkreis. Aufrechter Sitz in der vorderen Stuhlhälfte, mit den Händen seitlich am Stuhl festhalten. Ein Bein wird ausgestreckt und berührt mit der Ferse den Boden, das andere Bein bleibt angewinkelt und der Fuß plan auf dem Boden stehen: - Zehen des ausgestreckten Beines in Richtung Körper ziehen – kurz halten – entspannen, - dann in die Gegenrichtung, Zehen strecken – kurz halten – entspannen. - Anschließend gleiche Übung mit dem anderen Bein. - Beide Beine ausstrecken, gleichzeitig Zehen anziehen – kurz halten – entspannen – gleichzeitig strecken – entspannen. - Beine ausschütteln und lockern. - Anzustreben sind pro Übung, je Seite fünf Wiederholungen.	**Beachte:** Auf sicheren Sitz der TN achten!	3 Min.
Verbesserung der Rumpfbeweglichkeit und der Beweglichkeit des Rückens	### 3.2 Beweglichkeit: Rumpfübungen Die TN sitzen im Stuhlkreis. Aufrechter Sitz ohne Lehnenberührung. Füße hüftbreit auseinander, plan auf dem Boden: - Mit der rechten Hand zur linken Hüfte greifen, Kopf und Oberkörper dabei mitdrehen, danach mit der linken Hand zur rechten Hüfte. - Oberkörper zum Katzenbuckel machen, dabei das Kinn zur Brust führen, danach wieder eine aufrechte Sitzposition einnehmen. - Anzustreben sind pro Übung fünf Wiederholungen.	**Beachte:** Übung langsam ausführen. Auf die Atmung der TN achten, nicht die Luft anhalten!	3 Min.

41

Absicht	Übungsbeschreibung	Hinweise	Zeit
Kräftigung der Arm- und Schultermuskulatur, Verbesserung der Beweglichkeit in den oberen Extremitäten	**3.3 Kraftausdauer und Beweglichkeit: Äpfel pflücken** Die TN sitzen im Stuhlkreis. Aufrechter Sitz ohne Lehnenberührung, Füße plan auf dem Boden, hüftbreit auseinander: - Beide Arme wechselseitig nach oben strecken. - Beide Arme wechselseitig nach vorne strecken. - Beide Arme in die Seithalte heben und wechselseitig nach den Seiten wegstrecken. - Beide Arme wechselseitig in Richtung der Knie strecken. - Jeden Übungsteil mehrmals wiederholen. - Anschließend Lockerung der Arme.	(+) Mobile Gruppen führen die Übung bei gleichen Anweisungen im Stehen durch.	4 Min.
Förderung der Beweglichkeit und Körperwahrnehmung, Übungen gegen Haltungsschwäche Verbesserung der Gleichgewichtsfähigkeit	**3.4 Beweglichkeit und Gleichgewicht: Haltungsübung im Sitzen** Aufrechter Sitz ohne Lehnenberührung: - Mit dem Ausatmen in sich zusammensinken. - Beim tiefen Einatmen aufrichten. - Drei langsame Wiederholungen. Danach: - Auf der vorderen Hälfte des Stuhles sitzen. - Oberkörper gerade nach links und rechts neigen. - Gewichtsverlagerung wahrnehmen.	**Beachte:** Schwindelgefahr bei falscher Atmung. **Beachte:** Bewegungsausmaß nach links und rechts so wählen, dass keine Sturzgefahr entsteht. Bei Risikoteilnehmern evtl. Stühle mit Lehnen nutzen.	4 Min.

42

Psychomotorischer Themenbereich: **Basicübungen:**   **Motorischer Schwerpunkt:**

Materialerfahrung, Körperwahrnehmung   *Beweglichkeit, Gleichgewicht*   *Fingerbeweglichkeit*

Material: Getränkeflaschen, Gläser, evtl. Jacken, Pullover

Absicht	Übungsbeschreibung	Zeit	Hinweise
	1. Lockerungsübungen	4 Min.	(+) Mobile Gruppen können die Übungen auch im Stehen (enger Grätschstand) durchführen. Jede Übung 3- bis 5-mal wiederholen.
Lockerung und Dehnung der Hals- und Nackenmuskulatur	**Kopf drehen:** - Kopf zur rechten Schulter drehen, Kinn dabei zur Schulter neigen, Dehnung kurz halten. - Kopf zur linken Schulter drehen, Kinn dabei zur Schulter neigen, Dehnung kurz halten. **Ohr zur Schulter:** - Kopf abwechselnd zur rechten und linken Schulter neigen, Schulter locker lassen, nicht zum Ohr ziehen. - Rechtes Ohr zur rechten Schulter neigen, Dehnung kurz halten. - Linkes Ohr zur linken Schulter neigen, Dehnung kurz halten.		
Lockerung der Schultermuskulatur	**Schulterkreisen:** - Rechte/linke Schulter vorwärts kreisen. - Beide Schultern vorwärts kreisen. - Rechte/linke Schulter rückwärts kreisen. - Beide Schultern rückwärts kreisen.		
Dehnung der Schultermuskulatur	**Armschwingen:** - Rechten Arm nach vorn und hinten schwingen. - Linken Arm nach vorn und hinten schwingen. - Gleichzeitig beide Arme nach vorn und hinten schwingen.		**Beachte:** Aus zu heftigem Schwingen können Verletzungen der Bänder und Sehnen resultieren!

2

Absicht	Übungsbeschreibung	Hinweise	Zeit
	## 2. Basicübungen		
Förderung der Beweglichkeit in den oberen Extremitäten und der Alltagsmotorik	### 2.1 Beweglichkeit: Jacke anziehen Die TN sitzen im Stuhlkreis. Aufrechter Sitz ohne Lehnenberührung. Die TN werden dazu angehalten: - Ihre Jacke an- und auszuziehen. - Ihren Pullover über den Kopf zu ziehen.	Evtl. Kleidungsstücke bereithalten. **Beachte:** Auf sicheren Sitz der TN achten!	3 Min.
Verbesserung des Gleichgewichts und der Kraftausdauer	### 2.2 Gleichgewicht: Gehen im Sitzen Die TN sitzen im Stuhlkreis. Sicherer Sitz, fest an der Rückenlehne, bei gleichgewichtsbeeinträchtigten TN evtl. Stühle mit Lehnen einsetzen: - Gehen im Sitzen mit Armunterstützung. - Auf Kommando Kopf nach rechts drehen, weitergehen. - Auf Kommando Kopf nach links drehen, weitergehen. - Auf Kommando Kopf nach oben bewegen, weitergehen. - Auf Kommando Kopf nach unten bewegen, weitergehen.	(+) Mobile Gruppen können diese Übung bei gleichen Anweisungen auch im Stehen durchführen. **Beachte:** Evtl. Schwindel/Übelkeit bei übermäßigem Kopfbewegungen. Bei Überlastungszeichen sofort absetzen und ausruhen!	2 Min.
Verbesserung der Fingerbeweglichkeit, Beweglichkeit und der Alltagsmotorik	### 2.3 Fingerbeweglichkeit und Beweglichkeit: Schuhe binden Die TN sitzen im Stuhlkreis: - Die TN werden dazu angehalten ihre Schuhe zu öffnen und wieder zuzubinden. - Falls keine Schnürschuhe vorhanden sind, sollte der TN so tun, als ob (Rumpfbeuge im Sitzen).	(+) Mobile Gruppen können diese Übung bei gleichen Anweisungen auch im Stehen durchführen.	2 Min.

Psychomotorische Aktivierung mit SimA®-P

2

Absicht	Übungsbeschreibung	Hinweise	Zeit
	3. Schwerpunkt		

Verbesserung der Fingerbeweglichkeit, Feinmotorik und der Koordination	**3.1 Fingerbeweglichkeit: Fingerkreisen**
	Die TN sitzen im Stuhlkreis. Fingerspitzen beider Hände aneinanderlegen:
	- Jedes Fingerpaar umeinander kreisen:
	  - Daumen,
	  - Zeigefinger,
	  - Mittelfinger,
	  - Ringfinger,
	  - kleiner Finger.
	- Finger auf den Oberschenkel tippen (als würde man Klavier spielen).
			3 Min.

Verbesserung der Fingerbeweglichkeit und der sozialen Kompetenz	**3.2 Fingerbeweglichkeit: Fingerzählübungen** Die TN sitzen im Stuhlkreis. Die Finger sind zu leichten Fäusten geballt und werden vor den Körper gehalten: - Die TN sollen nacheinander die Finger von 1-10 abzählen und den jeweiligen Finger dazu strecken: Daumen = 1, Zeigefinger = 2, Mittelfinger = 3, etc.. - Nachdem der erste TN seine 10 Finger abgezählt hat, darf dieser einen anderen Mitspieler aufrufen. Dieser TN verfährt nach dem gleichen Verfahren (Dauer: bis alle an der Reihe waren.). - Die Finger werden rückwärts gezählt, d.h. vom kleinen Finger zum Daumen, auch das Zählen läuft rückwärts ab (von 10-1).	Die TN, die gerade nicht an der Reihe sind, können mit den Fingern auf den Oberschenkeln Klavier spielen.	6 Min.

45

Absicht	Übungsbeschreibung	Hinweise	Zeit
	3.3 Fingerbeweglichkeit: Getränk einschenken		
Verbesserung der Fingerbeweglichkeit, gezieltes Üben einer Alltagstätigkeit, Handlungsplanung, Kraftdosierung	Die TN versammeln sich um einen Tisch, auf dem verschiedene Flaschen und Gläser bereitstehen: - Jeder TN darf eine Flasche mit Getränken öffnen und in ein Glas gießen. Die TN sollen sich gegenseitig Tricks und Kniffe verraten, die man anwenden kann, um eine Flasche zu öffnen. - Dieses Getränk dürfen die TN dann trinken (Glas zum Mund führen, trinken Glas abstellen).	Die TN wechseln ihren Platz zum Tisch. Gläser und Flaschen werden wieder weggeräumt.	5 Min.
	3.4 Körperwahrnehmung: Bauchatemübung		
Bewusste Körperwahrnehmung, Verbesserung der Bauchatmung, Lockerung und Entspannung	Die TN sitzen im Stuhlkreis. Aufrechter Sitz mit Anlehnen: - Die Hände liegen locker auf dem Bauch und spüren, wie sich beim Einatmen die Bauchdecke hebt. - Ausatmen durch ein langes „fff…“. - Wieder einatmen. - Ausatmen durch mehrere kurze, kräftige „f“. - Mehrmals im Wechsel wiederholen, jeder TN im eigenen Rhythmus. - Abschließend Strecken und „Ausschütteln“ der Arme und Beine.	**Beachte:** Pressatmung vermeiden, langsam und tief ausatmen. Beim Ein- und Ausatmen keine feste Zählzeit von außen vorgeben.	3 Min.

46

Psychomotorische Aktivierung mit SimA®-P

Psychomotorischer Themenbereich:
Materialerfahrung, Sozialerfahrung

Basicübungen:
Fingerbeweglichkeit, Koordination

Motorischer Schwerpunkt:
Kraft

Material: *CD- oder Kassettenabspielgerät, Tonträger mit Musik, Hanteln, (+) Gewichtsmanschetten*

Absicht	Übungsbeschreibung	Hinweise	Zeit
	1. Lockerungsübungen		4 Min.
Lockerung und Dehnung der Hals- und Nackenmuskulatur	**Kopf drehen:** - Kopf zur rechten Schulter drehen, Kinn dabei zur Schulter neigen, Dehnung kurz halten. - Kopf zur linken Schulter drehen, Kinn dabei zur Schulter neigen, Dehnung kurz halten. **Ohr zur Schulter:** - Kopf abwechselnd zur rechten und linken Schulter neigen, Schulter locker lassen, nicht zum Ohr ziehen. - Rechtes Ohr zur rechten Schulter neigen, Dehnung kurz halten. - Linkes Ohr zur linken Schulter neigen, Dehnung kurz halten.	(+) Mobile Gruppen können die Übungen auch im Stehen (enger Grätschstand) durchführen. Jede Übung 3- bis 5-mal wiederholen.	
Lockerung der Schultermuskulatur	**Schulterkreisen:** - Rechte/linke Schulter vorwärts kreisen. - Beide Schultern vorwärts kreisen. - Rechte/linke Schulter rückwärts kreisen. - Beide Schultern rückwärts kreisen.		
Dehnung der Schultermuskulatur	**Armschwingen:** - Rechten Arm nach vorn und hinten schwingen. - Linken Arm nach vorn und hinten schwingen. - Gleichzeitig beide Arme nach vorn und hinten schwingen.	**Beachte:** Aus zu heftigem Schwingen können Verletzungen der Bänder und Sehnen resultieren!	

47

3

Absicht	Übungsbeschreibung	Hinweise	Zeit
	2. Basicübungen		
Verbesserung der Fingerbeweglichkeit, der Koordination, (+) Verbesserung der Koordination unter Zeitdruck	**2.1 Fingerbeweglichkeit und Koordination: Fingertippen** Die TN sitzen im Stuhlkreis, Arme sind leicht angewinkelt: - Mit rechter Hand jeden einzelnen Finger mit dem Daumen antippen (Opposition) – vom Zeigefinger zu kleinem Finger und umgekehrt. - Gleiche Übung mit linker Hand. - Rechte und linke Hand bewegen sich gleichzeitig. - (+) Übung mit Vorgabe durchführen.	(+) Steigerungsmöglichkeiten: - 1 = Daumen zu Zeigefinger, - 2 = Daumen zu Mittelfinger, - 3 = Daumen zu Ringfinger, - 4 = Daumen zu kleinem Finger. (Zahlen können auch mit anderen Begriffen ausgetauscht werden).	2 Min.
Verbesserung der Koordination in den oberen Extremitäten	**2.2 Koordination: Diagonalbewegungen obere Extremitäten 2** Die TN sitzen im Stuhlkreis. Aufrechter Sitz ohne Lehnenberührung, Arme an den Stuhlseiten in Tiefhalte: - Linke Hand an rechtes Ohr, rechte Hand an linkes Ohr. - Rechte Hand an linken Oberschenkel, linke Hand an rechten Oberschenkel. - Arme zwischen den Diagonalbewegungen immer wieder in Ausgangsstellung bringen. Übungen wechselseitig je 5x wiederholen.	(+) Mobile Gruppen können diese Übung bei gleichen Anweisungen auch im Stehen durchführen.	2 Min.
Verbesserung der Bauchmuskulatur und der Kraft in den Oberschenkeln	**3. Schwerpunkt** **3.1 Kraft: Übung für Hüftbeuger und Bauch** TN sitzen im Stuhlkreis. Aufrechter Sitz ohne Lehnenberührung, die Händen seitlich am Stuhl abstützen: - Rechtes Knie heben – kurz halten – abstellen. - Linkes Knie heben – kurz halten – abstellen. - Beide Beine gleichzeitig anheben – kurz halten – abstellen. - Gesamten Übungsablauf 5 mal wiederholen.	**Beachte:** Zwischen den Sätzen ca. 10 Sek. (s) Pause machen und Beine lockern!	3 Min.

3

Absicht	Übungsbeschreibung	Hinweise	Zeit
Kräftigung der Bein- und Hüftmuskulatur, Verbesserung der Kraft in den Oberschenkeln	**3.2 Kraft: Übung für untere Extremitäten** TN sitzen im Stuhlkreis. Aufrechter Sitz, auf vorderer Stuhlhälfte. Füße stehen hüftbreit auseinander, plan auf dem Boden: - Rechtes und linkes Knie langsam abwechselnd in Richtung Brust bewegen, als würde man im Sitzen gehen. - Beine abwechselnd aus dem Kniegelenk ausstrecken und zurück in die Ausgangsstellung. - (+) Steigerungsmöglichkeit durch Gewichtsmanschetten/Wdh./Zeit.	Anzustreben sind 3 Sätze mit je 5 langsamen Wiederholungen. **Beachte:** Zwischen den Sätzen ca. 10s Pause machen und Beine lockern! (+) Hilfestellung beim Anlegen und Abnehmen der Gewichtsmanschetten.	5 Min.
Kräftigung der oberen Extremitäten und der Schultermuskulatur	**3.3 Kraft: Arm- und Schulterübungen mit Hanteln** Die TN sitzen im Stuhlkreis. Aufrechter Sitz, ohne.Lehnenberührung, Füße leicht gegrätscht, plan auf dem Boden: - Hanteln werden mit angewinkelten Armen in Schulterhöhe gehalten, die Finger zeigen nach vorne. - Arme in Hochhalte über den Kopf strecken, Hanteln berühren sich leicht, Ellenbogen sind durchgestreckt. - Absenken der Hanteln auf gleiche Weise. - Anzustreben sind 3 Sätze mit je 5 Wiederholungen.	**Beachte:** Für ausreichend Platz zwischen den TN sorgen! Individuelle Anpassung des Hantelgewichts. Zwischen den Sätzen ca. 20s Pause machen! (+) Mobile TN führen die Übung bei gleichen Anweisungen im Stehen (enger Grätschstand) durch.	4 Min.

3

Absicht	Übungsbeschreibung	Hinweise	Zeit
	3.4 Kraftausdauer: Sitztanz		9 Min.
Verbesserung der Kraftausdauer in den unteren Extremitäten	Die TN sitzen im Stuhlkreis. Aufrechter Sitz ohne Lehnenberührung. Die einzelnen Bewegungsabläufe werden vorher mit den TN einstudiert und geübt:	Musik einsetzen!	
	- Die TN marschieren im Sitzen zum Takt der Musik.	(+) Armunterstützung beim Marschieren	
	- Dabei werden folgende Übungen ausgeführt:	(+) Mobile Gruppen können diese Übung bei gleichen Anweisungen auch in der Bewegung durch den Raum durchführen.	
	- Knie nach oben ziehen (wie ein Storch gehen).		
	- Geduckt weitermarschieren.		
	- Mit der ganzen Fußsohle marschieren.	**Beachte:** Für ausreichend Platz zwischen den TN sorgen!	
	- Nur die Fußballen marschieren.		
	- Nur die Fersen marschieren.	Bei Bedarf kann bei dieser Übung in Zeitabständen der Puls kontrolliert werden.	
	- Beim Marschieren klatschen.		
	- Mit einem Fuß zur Seite gehen und den anderen im Nachstellschritt heranziehen.		
Lockerung der unteren Extremitäten	Anschließend Lockerung: Beine ausschütteln und abklopfen.		1 Min.

Psychomotorische Aktivierung mit SimA®-P

Psychomotorischer Themenbereich:
Materialerfahrung

Basicübungen:
Gleichgewicht, Ausdauer

Motorischer Schwerpunkt:
Fingerbeweglichkeit, Koordination

Material: *Jongliertücher, Papier*

Absicht	Übungsbeschreibung	Hinweise	Zeit
	1. Lockerungsübungen		4 Min.
Lockerung und Dehnung der Hals- und Nackenmuskulatur	**Kopf drehen:** - Kopf zur rechten Schulter drehen, Kinn dabei zur Schulter neigen, Dehnung kurz halten. - Kopf zur linken Schulter drehen, Kinn dabei zur Schulter neigen, Dehnung kurz halten. **Ohr zur Schulter:** - Kopf abwechselnd zur rechten und linken Schulter neigen, Schulter locker lassen, nicht zum Ohr ziehen. - Rechtes Ohr zur rechten Schulter neigen, Dehnung kurz halten. - Linkes Ohr zur linken Schulter neigen, Dehnung kurz halten.	(+) Mobile Gruppen können die Übungen auch im Stehen (enger Grätschstand) durchführen. Jede Übung 3- bis 5-mal wiederholen.	
Lockerung der Schultermuskulatur	**Schulterkreisen:** - Rechte/linke Schulter vorwärts kreisen. - Beide Schultern vorwärts kreisen. - Rechte/linke Schulter rückwärts kreisen. - Beide Schultern rückwärts kreisen.		
Dehnung der Schultermuskulatur	**Armschwingen:** - Rechten Arm nach vorn und hinten schwingen. - Linken Arm nach vorn und hinten schwingen. - Gleichzeitig beide Arme nach vorn und hinten schwingen.	**Beachte:** Aus zu heftigem Schwingen können Verletzungen der Bänder und Sehnen resultieren!	

51

4

Absicht	Übungsbeschreibung	Hinweise	Zeit
	2. Basicübungen		
	2.1 Gleichgewicht: Gehen im Sitzen		2 Min.

Verbesserung des Gleichgewichts und der Kraftausdauer	Die TN sitzen im Stuhlkreis. Sicherer Sitz fest an der Rückenlehne, bei gleichgewichtsbeeinträchtigten TN evtl. Stühle mit Lehnen einsetzen:
	
	   Gehen im Sitzen mit Armunterstützung.
	  - Auf Kommando Kopf nach rechts drehen, weitergehen.
	  - Auf Kommando Kopf nach links drehen, weitergehen.
	  - Auf Kommando Kopf nach oben bewegen, weitergehen.
	  - Auf Kommando Kopf nach unten bewegen, weitergehen.
		(+) Mobile Gruppen können diese Übung bei gleichen Anweisungen auch im Stehen durchführen.
		Beachte: Evtl. Schwindel/Übelkeit bei übermäßigen Kopfbewegungen. Bei Überlastungszeichen sofort absetzen und ausruhen!	

	2.2 Ausdauer: Gehen im Sitzen		3 Min.

Verbesserung der Ausdauerleistung in den unteren Extremitäten	Die TN sitzen im Stuhlkreis. Sicherer Sitz fest an der Rückenlehne:
	
	   Gehen im Sitzen mit Armunterstützung.
	  - Auf Kommando betontes Anheben der Oberschenkel beim Gehen.
	  - Normal Gehen mit Armunterstützung.
	  - Auf Kommando betontes Anheben der Unterschenkel nach hinten.
		(+) Mobile Gruppen können diese Übung bei gleichen Anweisungen auch im Stehen durchführen.
		Bei gleichgewichtsbeeinträchtigten TN evtl. Stühle mit Lehnen einsetzen.	

	3. Schwerpunkt		
	3.1 Fingerbeweglichkeit: Fingerkreisen		3 Min.

Verbesserung der Fingerbeweglichkeit, Feinmotorik und der Koordination	Die TN sitzen im Stuhlkreis. Fingerspitzen beider Hände aneinanderlegen:
	
	  - Jedes Fingerpaar umeinander kreisen:
	    - Daumen,
	    - Zeigefinger,
	    - Mittelfinger,
	    - Ringfinger,
	    - kleiner Finger.
	  - Finger auf den Oberschenkel tippen (als würde man Klavier spielen).		

Absicht	Übungsbeschreibung	Hinweise	Zeit
	3.2 Koordination und Kraftausdauer: Schwungübungen mit dem Jongliertuch		7 Min.
Verbesserung der Koordination und der Kraftausdauer in den oberen Extremitäten, Förderung der Beweglichkeit	Die TN sitzen im Stuhlkreis. Aufrechter Sitz ohne Lehnenberührung. Füße leicht gegrätscht, plan auf dem Boden: - Tuch mit dem linken Arm vor dem Körper nach links/rechts schwingen, danach entsprechend mit dem rechten Arm. - Tuch mit dem rechten Arm neben dem Körper auf und nieder schwingen, dann entsprechend mit dem linken Arm. - Mit dem rechten Arm Kreisbewegungen vor dem Körper beschreiben, dann mit dem linken Arm. - Mit dem rechten Arm senkrecht eine 8 vor dem Körper beschreiben, dann mit dem linken Arm. - Tuch mit der linken Hand nach oben werfen, mit der rechten Hand fangen und umgekehrt. - Tuch hochwerfen und mit derselben Hand wieder fangen. - Jeden Übungsteil mehrmals wiederholen. - (+) Steigerung: einzelne Übungsteile mit Zahlen codieren und in unregelmäßiger Reihenfolge ansagen (z.B. rechter Arm schwingen = 1, linker Arm schwingen = 2, rechter Arm 8er-Form = 3, usw.)	Jeder TN bekommt ein Jongliertuch. (+) Mobile Gruppen führen die Übung bei gleichen Anweisungen im Stehen (enger Grätschstand) durch. Im Stehen bei allen Übungen in den Knien mitfedern und ggf. den Rumpf seitlich mitdrehen. Die Jongliertücher werden wieder eingesammelt.	
(+) Verbesserung der Koordination unter Zeitdruck			

4

Absicht	Übungsbeschreibung	Hinweise	Zeit
Verbesserung von Fingerbeweglichkeit und Feinmotorik, Förderung der Auge-Hand-Koordination und der sozialen Kompetenz, Anbahnung von Alltagshandlungen	**3.3 Fingerbeweglichkeit und Koordination: Übung mit Papier** Die TN sitzen im Stuhlkreis oder an einem Tisch: - Papier in der Mitte falten, - erneut in der Mitte falten, - nochmals in der Mitte falten, - anschließend das Papier wieder auffalten und mit den Händen glätten. - Frage: „Wer kann etwas daraus basteln?". - Papier zusammenknüllen zu einem Ball, - Ball darf in einen Eimer geworfen werden, der sich in der Mitte des Stuhlkreises befindet. (+) Steigerung: Entfernung variieren, evtl. Stuhlkreis öffnen. - Alle TN dürfen das Papier auseinander falten und mit den Händen glätten. - TN dürfen das Papier zerreißen. - Ein Eimer wird reihum gegeben, in diesen werfen die TN ihre Schnipsel.	Jeder TN erhält ein Blatt Papier. Mobile TN bzw. der Übungsleiter holen die Bälle wieder aus dem Eimer und verteilen sie an die restlichen TN.	6 Min.

Psychomotorische Aktivierung mit SimA®-P

Psychomotorischer Themenbereich:
Sozialerfahrung

Basisübungen:
Beweglichkeit, Kraft

Motorischer Schwerpunkt:
Gleichgewicht, Ausdauer

Material: *verschiedene kleine Gegenstände, CD- oder Kassettenabspielgerät, Tonträger mit Musik, (+) Gewichtsmanschetten*

Absicht	Übungsbeschreibung	Zeit	Hinweise
	1. Lockerungsübungen	4 Min.	(+) Mobile Gruppen können die Übungen auch im Stehen (enger Grätschstand) durchführen. Jede Übung 3- bis 5-mal wiederholen.
Lockerung und Dehnung der Hals- und Nackenmuskulatur	**Kopf drehen:** - Kopf zur rechten Schulter drehen, Kinn dabei zur Schulter neigen, Dehnung kurz halten. - Kopf zur linken Schulter drehen, Kinn dabei zur Schulter neigen, Dehnung kurz halten. **Ohr zur Schulter:** - Kopf abwechselnd zur rechten und linken Schulter neigen, Schulter locker lassen, nicht zum Ohr ziehen. - Rechtes Ohr zur rechten Schulter neigen, Dehnung kurz halten. - Linkes Ohr zur linken Schulter neigen, Dehnung kurz halten.		
Lockerung der Schultermuskulatur	**Schulterkreisen:** - Rechte/linke Schulter vorwärts kreisen. - Beide Schultern vorwärts kreisen. - Rechte/linke Schulter rückwärts kreisen. - Beide Schultern rückwärts kreisen.		
Dehnung der Schultermuskulatur	**Armschwingen:** - Rechten Arm nach vorn und hinten schwingen. - Linken Arm nach vorn und hinten schwingen. - Gleichzeitig beide Arme nach vorn und hinten schwingen.		**Beachte:** Aus zu heftigem Schwingen können Verletzungen der Bänder und Sehnen resultieren!

Absicht	Übungsbeschreibung	Hinweise	Zeit
	2. Basicübungen		
Verbesserung der Beweglichkeit in den oberen Extremitäten und der Alltagsmotorik	**2.1 Beweglichkeit: Arm- und Schulterübungen** Die TN sitzen im Stuhlkreis. Aufrechter Sitz ohne Lehnenberührung: - Linken Arm hinter den Kopf führen und wieder ablegen. - Rechten Arm hinter den Kopf führen und wieder ablegen. - Beide Arme hinter den Kopf führen und wieder ablegen. - Wiederholungen beliebig.		2 Min.
Verbesserung der Kraftausdauer und Beweglichkeit in den oberen Extremitäten, Dehnen der Körperseiten	**2.2 Kraftausdauer und Beweglichkeit: Äpfel pflücken** Die TN sitzen im Stuhlkreis. Aufrechter Sitz ohne Lehnenberührung, Füße plan auf dem Boden, hüftbreit auseinander: - Beide Arme wechselseitig nach oben strecken. - Beide Arme wechselseitig nach vorn strecken. - Beide Arme in die Seithalte heben und wechselseitig nach den Seiten wegstrecken. - Beide Arme wechselseitig in Richtung der Knie strecken.	(+) Mobile Gruppen können diese Übung bei gleichen Anweisungen auch im Stehen durchführen.	2 Min.
Verbesserung der Beinkraft	**2.3 Kraft: Übung für die Oberschenkel** Die TN sitzen im Stuhlkreis. Aufrechter Sitz ohne Lehnenberührung, Hände seitlich am Stuhl abstützen, die Füße hüftbreit auseinander: - Beine abwechselnd möglichst waagerecht nach vorne aus dem Kniegelenk ausstrecken, danach zurück in die Ausgangsstellung. Bewegung langsam ausführen, je Bein 5 Wiederholungen. - Anschließend Beine ausschütteln, Oberschenkel abklopfen. - (+) Steigerungsmöglichkeit durch Gewichtsmanschetten.	Anzustreben sind hier zwei Sätze mit je 5 Wiederholungen. Zwischen den Sätzen ca. 15s Pause! (+) Gewichtsmanschetten Hilfestellung beim Anlegen und Abnehmen der Gewichtsmanschetten.	2 Min.

56

5

Absicht	Übungsbeschreibung	Hinweise	Zeit
	3. Schwerpunkt		
Verbesserung des Gleichgewichtes und der Alltagsmotorik, Erlangen von Sicherheit, Stärkung der Rumpfmuskulatur	**3.1 Gleichgewicht: Gehen im Sitzen mit Gewichtsverlagerung** Die TN sitzen im Stuhlkreis. Aufrechter Sitz ohne Lehnenberührung, Füße leicht gegrätscht plan auf dem Boden. Die TN gehen langsam und mit kleinen Schritten auf der Stelle. Dabei: - Langsame Gewichtsverlagerung nach rechts. - Langsame Gewichtsverlagerung nach links. - Langsame Gewichtsverlagerung nach vorne. - Langsame Gewichtsverlagerung nach hinten. Danach, ohne zu Gehen: - Seitliche Rumpfbeuge rechts, dabei rechten Arm in Richtung Boden ausstrecken - Seitliche Rumpfbeuge links, dabei linken Arm in Richtung Boden ausstrecken	(+) Mobile Gruppen führen die Übung bei gleichen Anweisungen im Stehen durch. Zusätzlich: Gehen im Raum mit: - Betontem Armeinsatz, - Hochziehen der Oberschenkel, - auf Zehenspitzen, - kleinen u. großen Schritten. **Beachte:** Evtl. Gleichgewichtsverlust im Sitzen und Stehen bei übermäßiger Übungsausführung.	5 Min.
Verbesserung der Beweglichkeit und des Gleichgewichtes, Förderung der Koordinationsfähigkeit und der Alltagsmotorik, Erlangen von Sicherheit	**3.2 Gleichgewicht: Gegenstände aufheben** Die TN sitzen im Stuhlkreis. Aufrechter Sitz ohne Lehnenberührung. Mehrere Gegenstände, wie z.B. zerknülltes Papier, Jongliertücher, Hanteln, Gewichtsmanschetten, etc. werden vor und neben die TN gelegt: - Durch Vorbeugen bzw. zur Seite beugen sollen alle Gegenstände nacheinander aufgehoben werden. - Die Gegenstände von der einen Stuhlseite aufheben – wieder aufrichten – auf der anderen Stuhlseite ablegen.	**Beachte:** Immobile TN beugen sich nach ihren individuellen Möglichkeiten so weit wie möglich zur Seite und nach unten. Vorsicht, bei gleichgewichtsbeeinträchtigten TN!	3 Min.

57

5

Absicht	Übungsbeschreibung	Hinweise	Zeit
Verbesserung der Kraftausdauer in Armen und Beinen, Förderung der Alltagsmotorik	**3.3 Kraftausdauer: Gesäßentlastung** Die TN sitzen im Stuhlkreis. Aufrechter Sitz ohne Lehnenberührung, Füße leicht gegrätscht, plan auf dem Boden, Hände seitlich an der Sitzfläche abstützen: – Beide Füße möglichst stark auf den Boden drücken und mit den Händen von der Sitzfläche etwas hochstemmen, dabei Gesäß entlasten. Danach wieder locker lassen. – Mindestens 5 Wiederholungen. – (+) Steigerung der Anzahl der Wiederholungen. – (+) Hände auf den Oberschenkeln ablegen.	(+) Mobile Gruppen können diese Übung als „Aufstehen vom Stuhl" durchführen: Aufrechter Sitz, beide Füße leicht versetzt, fest auf dem Boden. Oberkörper nach vorne nehmen und vom Stuhl aufstehen, ca. 5 Wiederholungen. (+) Steigerung: – Aufstehen vom Stuhl und einen Platz weiter rutschen. – Aufstehen und einmal um den Stuhl herum gehen. – Aufstehen und mit dem Gegenübersitzenden den Platz tauschen.	3 Min.
Verbesserung der allgemeinen Ausdauerleistung	**3.4 Ausdauer: Tanz mit Musik** Die TN sitzen im Stuhlkreis. Aufrechter Sitz ohne Lehnenberührung, die TN haben ausreichend Platz zum Nachbarn, Einsatz von flotter Musik: – Die TN gehen im Tempo der Musik im Sitzen und klatschen dabei in die Hände. – Die TN marschieren mit Armeinsatz im Sitzen. – Die TN marschieren im Sitzen mit Armeinsatz vom Stuhl weg und zurück. – Die TN marschieren mit Armeinsatz im Sitzen und ziehen dabei die Knie hoch. – Die TN gehen im Sitzen nach der Musik und greifen dabei mit dem Arm nach oben, zur Seite und nach unten (zuerst mit einem, dann mit dem anderen Arm, dann mit beiden gleichzeitig). – Alle Teilübungen sollten mehrmals im Tanz vorkommen.	(+) Mobile Gruppen können diese Übung im Stehen/Gehen durchführen: – Die TN stehen im Kreis und marschieren auf der Stelle. Dabei klatschen sie in die Hände. – Die TN gehen mit bewusstem Armeinsatz durch den Raum. – Erst kurze, dann lange Schritte. – Beim Gehen die Knie hochziehen. – Die TN bewegen sich nach der Musik durch den Raum und greifen dabei mit dem Arm nach oben, zur Seite und nach unten (zuerst mit rechtem, dann mit linkem Arm, dann mit beiden gleichzeitig).	6 Min.

Psychomotorischer Themenbereich:
Materialerfahrung, Körperwahrnehmung

Basicübungen:
Fingerbeweglichkeit, Kraft

Motorischer Schwerpunkt:
Beweglichkeit, Kraft

Material: *Jongliertücher, (+) Hanteln, (+) Gewichtsmanschetten*

Absicht	Übungsbeschreibung	Hinweise	Zeit
	1. Lockerungsübungen		4 Min.
Lockerung und Dehnung der Hals- und Nackenmuskulatur	**Kopf drehen:** - Kopf zur rechten Schulter drehen, Kinn dabei zur Schulter neigen, Dehnung kurz halten. - Kopf zur linken Schulter drehen, Kinn dabei zur Schulter neigen, Dehnung kurz halten. **Ohr zur Schulter:** - Kopf abwechselnd zur rechten und linken Schulter neigen, Schulter locker lassen, nicht zum Ohr ziehen. - Rechtes Ohr zur rechten Schulter neigen, Dehnung kurz halten. - Linkes Ohr zur linken Schulter neigen, Dehnung kurz halten.	(+) Mobile Gruppen können die Übungen auch im Stehen (enger Grätschstand) durchführen. Jede Übung 3- bis 5-mal wiederholen.	
Lockerung der Schultermuskulatur	**Schulterkreisen:** - Rechte/linke Schulter vorwärts kreisen. - Beide Schultern vorwärts kreisen. - Rechte/linke Schulter rückwärts kreisen. - Beide Schultern rückwärts kreisen.		
Dehnung der Schultermuskulatur	**Armschwingen:** - Rechten Arm nach vorn und hinten schwingen. - Linken Arm nach vorn und hinten schwingen. - Gleichzeitig beide Arme nach vorn und hinten schwingen.	**Beachte:** Aus zu heftigem Schwingen können Verletzungen der Bänder und Sehnen resultieren!	

6

6

Absicht	Übungsbeschreibung	Hinweise	Zeit
	2. Basicübungen		
Verbesserung der Fingerbeweglichkeit und der Handkraft	**2.1 Fingerbeweglichkeit und Handkraft: Faustschluss** Die TN sitzen im Stuhlkreis, Arme sind leicht angewinkelt. Rechte und linke Hand bewegen sich gleichzeitig: - Hand öffnen – kleiner Faustschluss. - Hand öffnen – großer Faustschluss. - 10 Wiederholungen im Wechsel. - Fingerspitzen beider Hände aneinanderlegen und leicht gegeneinander drücken, bis sich die Fingermuskulatur dehnt.	**Beachte:** Verletzungsgefahr beim Dehnen der Finger, nicht überdehnen!	2 Min.
Verbesserung der Hand- und Armkraft, Förderung der Beweglichkeit in den Unterarmen	**2.2 Kraft: Übung für die Unterarme** Die TN sitzen im Stuhlkreis. Sicherer Sitz, Rücken fest an der Lehne: - Die Arme liegen seitlich am Körper an. Unterarme um 90° nach vorne in Richtung Schultern anwinkeln. - Im Wechsel Handflächen nach außen und nach innen drehen. - 10 langsame Wiederholungen; mit beiden Armen gleichzeitig 5 Wiederholungen - (+) Steigerungsmöglichkeit durch Hanteln/Wdh./Zeit.	(+) Hantelgewicht individuell anpassen!	2 Min.
Verbesserung der Kraft in den oberen Extremitäten	**2.3 Kraft: Übung für obere Extremitäten** TN sitzen im Stuhlkreis. Aufrechter Sitz ohne Lehnenberührung: - Arme gerade in Seithalte heben und wieder absenken. - 10 langsame Wiederholungen. - (+) Steigerungsmöglichkeit durch Hanteln/Wdh./Zeit.	(+) Mobile Gruppen können diese Übung bei gleichen Anweisungen auch im Stehen durchführen. Grundstellung: enger Grätschstand. Hantelgewicht individuell anpassen!	2 Min.

Absicht	Übungsbeschreibung	Hinweise	Zeit
	3. Schwerpunkt		
	3.1 Kraft: Beinübung im Sitzen		
Kräftigung der Bein- und Hüftmuskulatur, Verbesserung der Kraft in den Oberschenkeln	TN sitzen im Stuhlkreis. Aufrechter Sitz, auf vorderer Stuhlhälfte. Füße stehen hüftbreit auseinander, plan auf dem Boden: - Rechtes Bein vom Boden abheben, leicht zur Seite führen – zurück – abstellen. - Linkes Bein vom Boden abheben, leicht zur Seite führen – zurück – abstellen. - Rechten Fuß nach hinten wegstrecken – zurück – abstellen. - Linken Fuß nach hinten wegstrecken – zurück – abstellen. - Rechtes Knie in Richtung Bauch ziehen – zurück – abstellen. - Linkes Knie in Richtung Bauch ziehen – zurück – abstellen. - (+) Steigerungsmöglichkeit durch Gewichtsmanschetten/Wdh./Zeit.	Anzustreben sind 3 Sätze mit je 5 langsamen Wiederholungen. **Beachte:** Zwischen den Sätzen ca. 10s Pause machen und Beine lockern! **Beachte:** Übermäßiges seitliches Bewegungsausmaß vermeiden: Gefahr von Hüftgelenksverletzungen (+) Hilfestellung beim Anlegen und Abnehmen der Gewichtsmanschetten.	5 Min.
	3.2 Beweglichkeit und Kraft: Rumpfdrehbeugen im Sitzen		
Verbesserung der Rumpfbeweglichkeit, Kräftigung der Rumpfmuskulatur	Die TN sitzen im Stuhlkreis. Aufrechter Sitz ohne Lehnenberührung, beide Beine stehen in leichter Grätschstellung, plan auf dem Boden, die Arme werden vor der Brust verschränkt: - Mit dem Ellenbogen abwechselnd rechts und links das Knie des entgegengesetzten Beines berühren (Diagonalbewegung), Bein dabei leicht anheben. - Gleiche Übung ohne Beinanheben. - Nach jeder Ausführung ist wieder eine gerade Sitzhaltung einzunehmen. - (+) Steigerung: Hände werden im Nacken gehalten, dann die Diagonalbewegung ausführen.	Anzustreben sind 3 Sätze mit je 5 Wiederholungen. **Beachte:** Zwischen den Sätzen Ruhepause von 15s, Arme dabei ausschütteln und lockern. **Beachte:** Pressatmung vermeiden	4 Min.

Absicht	Übungsbeschreibung	Hinweise	Zeit
Verbesserung der Beweglichkeit in den oberen Extremitäten	**3.3 Beweglichkeit: Armübungen mit Jongliertuch** Die TN sitzen im Stuhlkreis. Sicherer Sitz mit Anlehnen, Füße hüftbreit auseinander, plan auf dem Boden: - Die TN nehmen das gerollte Tuch in Vorhalte, dabei die Hände mit dem gespannten Tuch übereinander führen, im Wechsel nach oben und unten drehen. - Arme absetzen und entspannen. - Die TN führen die Arme aus der Vorhalte langsam nach oben und dehnen die Schultern. - Anzustreben sind pro Übung fünf Wiederholungen.	Jeder TN bekommt ein Jongliertuch. **Beachte:** Auf sicheren Sitz der TN achten! Übermäßige Dehnung vermeiden: Verletzungsgefahr! Die Jongliertücher werden wieder eingesammelt.	3 Min.
Verbesserung der Atmung und Rumpfbeweglichkeit, Schulung der Körperwahrnehmung	**3.4 Körperwahrnehmung: Atemübung** Die TN sitzen im Stuhlkreis. Aufrechter Sitz ohne Lehnenberührung: - Oberkörper aufrichten, gleichzeitig tief und hörbar durch die Nase einatmen. - Oberkörper zusammen sinken lassen, leichter Rundrücken, Kinn auf die Brust, gleichzeitig durch den leicht geöffneten Mund ausatmen. - Zur Unterstützung der Dehnung der Atemhilfsmuskulatur die Arme anheben, Ellbogen zeigen nach hinten-außen. - Beide Hände an die Flanken legen und beim Aufrichten des Oberkörpers in die Hände atmen, d.h. das Anheben der Bauchdecke mit den Händen fühlen. - Mehrmals wiederholen, jeder TN im eigenen Rhythmus.	**Beachte:** Pressatmung vermeiden – langsam und tief ausatmen. Beim Ein- und Ausatmen keine feste Zählzeit von außen vorgeben.	3 Min.

Psychomotorische Aktivierung mit SimA®-P

Psychomotorischer Themenbereich:
Materialerfahrung

Basicübungen:
Gleichgewicht, Ausdauer

Motorischer Schwerpunkt:
Fingerbeweglichkeit, Kraft

Material : CD- oder Kassettenabspielgerät, Musik-CD oder -Kassette, Therapieknete, (+) Gewichtsmanschetten

Absicht	Übungsbeschreibung	Hinweise	Zeit
	1. Lockerungsübungen		4 Min.
Lockerung und Dehnung der Hals- und Nackenmuskulatur	**Kopf drehen:** - Kopf zur rechten Schulter drehen, Kinn dabei zur Schulter neigen, Dehnung kurz halten. - Kopf zur linken Schulter drehen, Kinn dabei zur Schulter neigen, Dehnung kurz halten. **Ohr zur Schulter:** - Kopf abwechselnd zur rechten und linken Schulter neigen, Schulter locker lassen, nicht zum Ohr ziehen. - Rechtes Ohr zur rechten Schulter neigen, Dehnung kurz halten. - Linkes Ohr zur linken Schulter neigen, Dehnung kurz halten.	(+) Mobile Gruppen können die Übungen auch im Stehen (enger Grätschstand) durchführen. Jede Übung 3- bis 5-mal wiederholen.	
Lockerung der Schultermuskulatur	**Schulterkreisen:** - Rechte/linke Schulter vorwärts kreisen. - Beide Schultern vorwärts kreisen. - Rechte/linke Schulter rückwärts kreisen. - Beide Schultern rückwärts kreisen.		
Dehnung der Schultermuskulatur	**Armschwingen:** - Rechten Arm nach vorn und hinten schwingen. - Linken Arm nach vorn und hinten schwingen. - Gleichzeitig beide Arme nach vorn und hinten schwingen.	**Beachte:** Aus zu heftigem Schwingen können Verletzungen der Bänder und Sehnen resultieren!	

7

Absicht	Übungsbeschreibung	Hinweise	Zeit
	2. Basicübungen		
	2.1 Gleichgewicht: Schunkeln		
Förderung des Gleichgewichtssinns, Stärkung der Rumpfmuskulatur	Die TN sitzen im Stuhlkreis. Aufrechter Sitz auf dem vorderen Stuhldrittel, Beine leicht gegrätscht, Füße fest auf dem Boden: - Langsame Gewichtsverlagerung nach rechts. - Zurück in die Ausgangsposition. - Langsame Gewichtsverlagerung nach links. - Wiederholungen mit langsamer Steigerung des Tempos bis Schunkeln entsteht.	Evtl. Musik einsetzen. (+) Mobile Gruppen führen die Übung bei gleichen Anweisungen im Stehen durch. **Beachte:** Evtl. Gleichgewichtsverlust im Sitzen und Stehen bei übermäßiger Übungsausführung!	2 Min.
	2.2 Ausdauer: Gehen im Sitzen		
Verbesserung der Ausdauerleistung in den unteren Extremitäten	Die TN sitzen im Stuhlkreis. Sicherer Sitz fest an der Rückenlehne, bei gleichgewichtsbeeinträchtigten TN evtl. Stühle mit Lehnen einsetzen: - Gehen im Sitzen mit Armunterstützung. - Auf Kommando betontes Anheben der Oberschenkel beim Gehen. - Normal Gehen mit Armunterstützung. - Auf Kommando betontes Anheben der Unterschenkel nach hinten.	(+) Mobile Gruppen können diese Übung bei gleichen Anweisungen auch im Stehen durchführen.	3 Min.
	3. Schwerpunkt		
	3.1 Kraft: Übung für die Oberschenkel		
Verbesserung der Kraft in den Oberschenkeln und Stärkung der Hüftmuskulatur	Die TN sitzen im Stuhlkreis. Aufrechter Sitz ohne Lehnenberührung, die Hände seitlich am Stuhl abstützen: - Bein anheben – strecken – beugen – den ganzen Fuß aufsetzen. - Bein anheben – strecken – beugen – nur die Fußspitze aufsetzen. - Bein anheben – strecken – beugen – nur die Ferse aufsetzen. - (+) Steigerung: Aufsetzen nach Ansage (z.B. Spitze – Ferse – Fuß). - (+) Steigerung: Anlegen von Gewichtsmanschetten.	Jede Übung mit dem rechten Bein 5 mal wiederholen, dann mit anderem Bein. (+) Hilfestellung beim Anlegen und Abnehmen der Gewichtsmanschetten.	2 Min.

7

Absicht	Übungsbeschreibung	Hinweise	Zeit
Verbesserung der Fingerbeweglichkeit und der sozialen Kompetenz	**3.2 Fingerbeweglichkeit: Fingerzählübungen** Die TN sitzen im Stuhlkreis. Die Finger sind zu leichten Fäusten geballt und werden vor den Körper gehalten: - Die TN sollen nacheinander die Finger von 1-10 abzählen und den jeweiligen Finger dazu strecken: Daumen = 1, Zeigefinger = 2, Mittelfinger = 3, etc. - Nachdem der erste TN seine 10 Finger abgezählt hat, darf dieser einen anderen Mitspieler aufrufen. Dieser TN verfährt nach dem gleichen Verfahren (Dauer: bis alle an der Reihe waren.). - Die Finger werden rückwärts gezählt, d.h. vom kleinen Finger zum Daumen, auch das Zählen läuft rückwärts ab (von 10-1).	Die TN, die gerade nicht an der Reihe sind können mit den Fingern auf den Oberschenkeln Klavier spielen.	6 Min.
Förderung der Fingerbeweglichkeit und der taktilen Wahrnehmung, Kräftigung der Fingermuskulatur, Verbesserung der Fingerkoordination	**3.3 Fingerbeweglichkeit und Handkraft: Übung mit Therapieknete** Die TN sitzen am Tisch. Kennenlernen des Mediums: Jeder TN bekommt ein Stück Therapieknete und darf diese für sich erkunden (durchkneten, ziehen, drücken, Beschaffenheit ertasten, etc.). - Knetmasse auf dem Tisch zu einer Kugel rollen. - Knetmasse durch Faustschlüsse zu einer Walze formen. - Knetmasse auf dem Tisch zu einem ca. 20 cm langen Wulst ausrollen: Finger und Unterarm bilden eine Linie, Finger bleiben geschlossen. Es werden beide Hände gleichzeitig benutzt. - Wulst mit den Fingerspitzen zu einer flachen Platte drücken. - Stücke von der Knetmasse mit den Fingern zu Kügelchen rollen. - Formen der Finger einer Hand zu einer „Tulpe" (leichte Flexion der Finger), Knetplatte wird über die Fingerspitze gedrückt. Die Finger werden gegen den Widerstand der Knete gespreizt. - Verbleibende Zeit: freies Arbeiten mit der Knete.	Die TN wechseln ihren Platz zum Tisch. Einsammeln der Therapieknete.	9 Min.

Psychomotorische Aktivierung mit SimA®-P

Psychomotorischer Themenbereich:
Körperwahrnehmung

Basicübungen:
Koordination, Beweglichkeit

Motorischer Schwerpunkt:
Gleichgewicht, Ausdauer

Material: *CD- oder Kassettenabspielgerät, Tonträger mit Musik, Hanteln*

Absicht	Übungsbeschreibung	Hinweise	Zeit
	1. Lockerungsübungen		4 Min.
Lockerung und Dehnung der Hals- und Nackenmuskulatur	**Kopf drehen:** - Kopf zur rechten Schulter drehen, Kinn dabei zur Schulter neigen, Dehnung kurz halten. - Kopf zur linken Schulter drehen, Kinn dabei zur Schulter neigen, Dehnung kurz halten. **Ohr zur Schulter:** - Kopf abwechselnd zur rechten und linken Schulter neigen, Schulter locker lassen, nicht zum Ohr ziehen. - Rechtes Ohr zur rechten Schulter neigen, Dehnung kurz halten. - Linkes Ohr zur linken Schulter neigen, Dehnung kurz halten.	(+) Mobile Gruppen können die Übungen auch im Stehen (enger Grätschstand) durchführen. Jede Übung 3- bis 5-mal wiederholen.	
Lockerung der Schultermuskulatur	**Schulterkreisen:** - Rechte/linke Schulter vorwärts kreisen. - Beide Schultern vorwärts kreisen. - Rechte/linke Schulter rückwärts kreisen. - Beide Schultern rückwärts kreisen.		
Dehnung der Schultermuskulatur	**Armschwingen:** - Rechten Arm nach vorn und hinten schwingen. - Linken Arm nach vorn und hinten schwingen. - Gleichzeitig beide Arme nach vorn und hinten schwingen.	**Beachte:** Aus zu heftigem Schwingen können Verletzungen der Bänder und Sehnen resultieren!	

67

Absicht	Übungsbeschreibung	Hinweise	Zeit
	2. Basicübungen		
Verbesserung der Koordination in den oberen Extremitäten	**2.1 Koordination: Diagonalbewegungen obere Extremitäten** Die TN sitzen im Stuhlkreis. Aufrechter Sitz ohne Lehnenberührung: – Hände liegen im Schoß. – Linke Hand an rechtes Ohr führen und wieder in den Schoß legen. – Rechte Hand an linkes Ohr führen und wieder in den Schoß legen. – Übungen wechselseitig je 5x wiederholen.	(+) Mobile Gruppen können diese Übung bei gleichen Anweisungen auch im Stehen durchführen.	2 Min.
Verbesserung der Koordination unter Zeitdruck und der Beweglichkeit in den oberen und unteren Extremitäten	**2.2 Koordination und Beweglichkeit: Übung mit Vorgabe** Die TN sitzen im Stuhlkreis. Aufrechter Sitz ohne Lehnenberührung. Der Übungsleiter stellt folgende Kombinationen vor und lässt diese durch Anzeigen von Nummern bzw. Farbkarten ausführen: – Rechter Arm in Hochhalte = 1 (alternativ „rot"). – Linker Arm in Hochhalte = 2 (alternativ „grün"). – Rechtes Bein vor = 3 (alternativ „blau"). – Linkes Bein vor = 4 (alternativ „gelb").	(+) Je nach Fähigkeit der TN können noch weitere Kombinationen, Nummern oder Farben eingeführt werden.	3 Min.
	3. Schwerpunkt		
Verbesserung des Gleichgewichts und der Kraftausdauer	**3.1 Gleichgewicht: Übung im Sitzen mit Hanteln** Die TN sitzen im Stuhlkreis. Aufrechter Sitz ohne Lehnenberührung, Füße leicht gegrätscht, plan auf dem Boden, Hanteln in Tiefhalte neben dem Stuhl: – Langsame Gewichtsverlagerung nach rechts. – Langsame Gewichtsverlagerung nach links. – Seitliche Rumpfbeuge rechts. – Seitliche Rumpfbeuge links.	Jeder TN bekommt Hanteln ausgeteilt. (+) Mobile Gruppen führen die Übung bei gleichen Anweisungen im Stehen durch. **Beachte:** Evtl. Gleichgewichtsverlust im Sitzen und Stehen bei übermäßiger Übungsausführung. Hanteln werden wieder eingesammelt.	4 Min.

Absicht	Übungsbeschreibung	Hinweise	Zeit
	3.2 Ausdauer und Beweglichkeit: Sitztanz mit Armeinsatz		
Verbesserung der Ausdauer, Förderung der Gleichgewichtsfähigkeit und Beweglichkeit in den oberen Extremitäten	Die TN sitzen im Stuhlkreis. Aufrechter Sitz ohne Lehnenberührung, die Hände liegen im Schoß: - Die TN marschieren im Sitzen auf der Stelle, dabei strecken sie den rechten Arm nach oben, beschreiben einen Kreis, dann mit dem anderen Arm, dann mit beiden Armen zusammen einen Kreis vor dem Körper beschreiben und die Arme wieder zum Körper zurückführen. Dabei immer weiter marschieren. - Folgend wieder auf der Stelle marschieren und den rechten Arm zur Seite strecken, einen Kreis beschreiben, dann den anderen Arm, dann mit beiden Armen einen Kreis neben dem Körper beschreiben. - Die TN marschierend weiter im Sitzen, dabei bringen sie einen Arm in Hochhalte: winken, dann den anderen Arm. - Dann mit einem Arm in Vorhalte winken, dann mit dem anderen Arm. - Wiederum auf der Stelle marschieren und mit dem rechten Arm in Tiefhalte einen Kreis beschreiben, dann mit dem anderen Arm, dann mit beiden Armen. - Weiter marschierend mit einem Arm am Körper nach unten winken, dann mit dem anderen Arm. Danach: Lockerung der Arme durch Ausschütteln und Abklopfen.	(+) Mobile Gruppen führen die Übung bei gleichen Anweisungen im Stehen durch. Die einzelnen Bewegungsabläufe werden vorher mit den TN einstudiert und geübt. Musik einsetzen! **Beachte:** Nur geführte Bewegungen durchführen, nicht mit Schwung arbeiten (Verletzungsgefahr!). Auf Überlastungszeichen achten, falls nötig kurze Pausen einlegen.	9 Min. 1 Min.
	3.3 Beweglichkeit und Gleichgewicht: Rumpfbeugen		
Verbesserung der Beweglichkeit und des Gleichgewichtes, Stärkung der Rumpfbeugemuskulatur	Die TN sitzen im Stuhlkreis. Aufrechter Sitz ohne Lehnenberührung: - Arme in der Hüfte abstützen. - Oberkörper nach rechts neigen – kurz halten – aufrichten. - Oberkörper nach links neigen – kurz halten – aufrichten. - Oberkörper nach vorn neigen – kurz halten – zurück. - 5 Wiederholungen in jede Richtung.	(+) Mobile Gruppen führen die Übung bei gleichen Anweisungen im Stehen (enger Grätschstand) durch. Kein Nachfedern beim Ausführen der Bewegungen!	3 Min.

8

Absicht	Übungsbeschreibung	Hinweise	Zeit
Bewusste Körperwahrnehmung, Verbesserung der Bauchatmung, Lockerung und Entspannung	**3.4 Körperwahrnehmung: Bauchatemübung** Die TN sitzen im Stuhlkreis. Aufrechter Sitz mit Anlehnen: - Die Hände liegen locker auf dem Bauch und spüren, wie sich beim Einatmen die Bauchdecke hebt. - Ausatmen durch ein langes „fff…..". - Wieder einatmen. - Ausatmen durch mehrere kurze, kräftige „f". - Mehrmals im Wechsel wiederholen, jeder TN im eigenen Rhythmus. - Abschließend Strecken und „Ausschütteln" der Arme und Beine.	**Beachte:** Pressatmung vermeiden, langsam und tief ausatmen. Beim Ein- und Ausatmen keine feste Zählzeit von außen vorgeben.	3 Min.

Psychomotorische Aktivierung mit SimA®-P

Psychomotorischer Themenbereich: **Basicübungen:**
Sozialerfahrung *Fingerbeweglichkeit, Kraft*

Motorischer Schwerpunkt:
Koordination, Beweglichkeit

Material: *Luftballons, Softball / (+) Softbälle, (+) Gewichtsmanschetten*

Absicht	Übungsbeschreibung	Hinweise	Zeit
	1. Lockerungsübungen		4 Min.
Lockerung und Dehnung der Hals- und Nackenmuskulatur	**Kopf drehen:** - Kopf zur rechten Schulter drehen, Kinn dabei zur Schulter neigen, Dehnung kurz halten. - Kopf zur linken Schulter drehen, Kinn dabei zur Schulter neigen, Dehnung kurz halten. **Ohr zur Schulter:** - Kopf abwechselnd zur rechten und linken Schulter neigen, Schulter locker lassen, nicht zum Ohr ziehen. - Rechtes Ohr zur rechten Schulter neigen, Dehnung kurz halten. - Linkes Ohr zur linken Schulter neigen, Dehnung kurz halten.	(+) Mobile Gruppen können die Übungen auch im Stehen (enger Grätschstand) durchführen. Jede Übung 3- bis 5-mal wiederholen.	
Lockerung der Schultermuskulatur	**Schulterkreisen:** - Rechte/linke Schulter vorwärts kreisen. - Beide Schultern vorwärts kreisen. - Rechte/linke Schulter rückwärts kreisen. - Beide Schultern rückwärts kreisen.		
Dehnung der Schultermuskulatur	**Armschwingen:** - Rechten Arm nach vorn und hinten schwingen. - Linken Arm nach vorn und hinten schwingen. - Gleichzeitig beide Arme nach vorn und hinten schwingen.	**Beachte:** Aus zu heftigem Schwingen können Verletzungen der Bänder und Sehnen resultieren!	

71

9

Absicht	Übungsbeschreibung	Hinweise	Zeit
	2. Basicübungen		

Verbesserung der Fingerbeweglichkeit und der Handkraft	**2.1 Fingerbeweglichkeit und Handkraft: Fingerübungen**
	
	Die TN sitzen im Stuhlkreis, Arme sind leicht angewinkelt. Rechte und linke Hand gleichzeitig:
	  - Hand öffnen – Finger abspreizen – schließen (großer Faustschluss):
	    - Daumen umschließen.
	    - Daumen über die Finger legen.
	  - Je 10 langsame Wiederholungen.
	  - (+) Steigerung: Arme dabei nach vorne bzw. zur Seite ausstrecken.
	  - (+) Steigerung: Daumenvariationen nach Ansage.
		(+) Variationsmöglichkeiten:
		- 1 = Beide Daumen innen,
		- 2 = Beide Daumen außen,
		- 3 = Rechter D. innen, linker außen,
		- 4 = Linker D. innen, rechter außen.
		(Zahlen können auch mit anderen Begriffen ausgetauscht werden).
			2 Min.

(+) Förderung der Armkraft und der Koordination unter Zeitdruck			

Verbesserung der Beinkraft	**2.2 Kraft: Übung für die Ober- und Unterschenkel**
	
	Die TN sitzen im Stuhlkreis. Sicherer Sitz mit Anlehnen, Hände seitlich am Stuhl abstützen, die Beine sind gestreckt, Fußspitzen zeigen Richtung Körper:
	  - Rechtes Bein vom Boden abheben – kurz halten – langsam absetzen, 5-mal wiederholen, dann das Gleiche mit dem linken Bein.
	  - Beide Beine vom Boden abheben – kurz halten – langsam absetzen, (5x).
	  - Anschließend Beine ausschütteln, Oberschenkel abklopfen.
	  - (+) Steigerungsmöglichkeit durch Gewichtsmanschetten/Wdh./Haltezeit.
	  - Anzustreben sind hier zwei Sätze mit je 5 Wiederholungen pro Bein.
	  - Zwischen den Sätzen ca. 15s Pause!
		(+) Mobile Gruppen können diese Übung im Stehen durchführen. Grundstellung: Stehend seitlich vom Stuhl mit Halten an der Lehne:
		- Erst rechtes Knie anziehen – kurz halten – absetzen. 5-mal wdh. Stuhlseite wechseln, dann linkes Bein.
		- Erst rechtes Bein seitlich vom Boden abheben – kurz halten – absetzen, dann linkes Bein.
			2 Min.

Verbesserung der Fingerbeweglichkeit, Beweglichkeit und der Alltagsmotorik	**2.3 Fingerbeweglichkeit und Beweglichkeit: Schuhe binden**
	
	Die TN sitzen im Stuhlkreis:
	  - Die TN werden dazu angehalten ihre Schuhe zu öffnen und wieder zuzubinden.
	  - Falls keine Schnürschuhe vorhanden sind, sollte der TN so tun, als ob (Rumpfbeuge im Sitzen).
		(+) Mobile Gruppen können diese Übung bei gleichen Anweisungen auch im Stehen durchführen.	2 Min.

72

Absicht	Übungsbeschreibung	Hinweise	Zeit
	3. Schwerpunkt		
	3.1 Koordination und Beweglichkeit: Übungen mit dem Luftballon		
Schulung der Koordination, Verbesserung der Arm- und Rumpfbeweglichkeit und der Feinmotorik	Die TN sitzen im Stuhlkreis. Aufrechter Sitz ohne Lehnenberührung. Füße leicht gegrätscht, plan auf dem Boden: - Luftballon mit beiden Händen auf dem Schoß halten. - Luftballon auf dem linken Oberschenkel vor/zurück rollen. - Luftballon auf dem rechten Oberschenkel vor/zurück rollen. - Mit dem Luftballon in Vorhalte vor dem Körper einen Kreis beschreiben. - Luftballon so hoch wie möglich vor den Körper heben. - Durch Rumpfdrehen den Luftballon rechts und links neben den Körper halten. - Jeden Übungsteil mehrmals wiederholen.	Jeder TN bekommt einen aufgeblasenen Luftballon. (+) Mobile Gruppen führen die Übung bei gleichen Anweisungen im Stehen durch.	2 Min.
	3.2 Koordination und Beweglichkeit: Partnerübung mit dem Luftballon		
Verbesserung der Auge-Hand-Koordination, der Beweglichkeit und der Kraftdosierung, Förderung der sozialen Kompetenz	Die TN sitzen sich zunächst paarweise gegenüber: - Zwei TN sitzen sich gegenüber und spielen sich den Luftballon auf beliebige Art zu. - TN sitzen im Stuhlkreis und spielen sich einen Ballon gegenseitig zu. - (+) Steigerung: mehrere Luftballons ins Spiel bringen. - TN spielen sich einen Luftballon mit den Füßen zu: - Zuspiel im Kreis, - Zuspiel zum Gegenüber.	Jeder zweite TN bekommt einen aufgeblasenen Luftballon. Die Stühle werden entsprechend der Aufgabenstellung angeordnet. (+) Mobile Gruppen führen die Übung bei gleichen Anweisungen im Stehen durch. Die Luftballons werden wieder eingesammelt.	6 Min.

73

9

Absicht	Übungsbeschreibung	Hinweise	Zeit
Förderung der Auge-Hand-Koordination, der Beweglichkeit, der Kraftdosierung und der sozialen Kompetenz	**3.3 Koordination und Beweglichkeit: Spiel mit dem Luftballon** Die TN sitzen im Stuhlkreis. Aufrechter Sitz ohne Lehnenberührung. Füße leicht gegrätscht, plan auf dem Boden: - Luftballon mit beiden Händen hoch stoßen. - Luftballon mit der linken Hand hoch stoßen. - Luftballon mit der rechten Hand hoch stoßen. - Luftballon von einer Hand in die andere Hand spielen. - Luftballon mit einem Finger der rechten Hand mehrmals hoch stoßen, dann mit einem Finger der linken Hand. - Luftballon von einer Hand zur anderen, nur mit jeweils einem Finger hoch stoßen (Finger abwechseln). - TN variieren beliebig, Luftballon darf nicht den Boden berühren. - Jeden Übungsteil mehrmals wiederholen.	(+) Mobile Gruppen führen die Übung bei gleichen Anweisungen im Stehen bzw. in der Bewegung im Raum durch. **Beachte:** Evtl. Gleichgewichtsverlust bei übermäßiger Übungsausführung. Sturzgefahr! Die Luftballons werden wieder eingesammelt.	4 Min.
Verbesserung der Koordination und der Beweglichkeit in den unteren Extremitäten, Förderung der sozialen Kompetenz	**3.4 Koordination und Beweglichkeit: Fußballspiel mit dem Softball** Die TN sitzen im Stuhlkreis. Sicherer Sitz, Hände seitlich an der Sitzfläche festhalten, ein Softball wird in die Runde gegeben: - Der Ball wird mit den Füßen gerollt, - bei Klatschen Richtungswechsel. - Der Ball wird mit den Füßen reihum gegeben, - bei Klatschen Richtungswechsel. - Die TN spielen sich den Ball mit den Füßen im Stuhlkreis zu. - (+) Steigerung: mehrere Bälle in den Kreis geben und gegenseitig zuspielen.	(+) Mobile Gruppen führen den zweiten Teil der Übung bei gleicher Anweisung im Stehen durch. **Beachte:** Evtl. Gleichgewichtsverlust bei übermäßiger Übungsausführung. Auf sicheren Sitz der TN achten!	5 Min.

74

Psychomotorische Aktivierung mit SimA®-P

Psychomotorischer Themenbereich:
Materialerfahrung, Sozialerfahrung

Basicübungen:
Gleichgewicht, Kraft

Motorischer Schwerpunkt:
Koordination

Material: *Luftballons, Igelbälle, Eimer, (+) Gewichtsmanschetten*

Absicht	Übungsbeschreibung	Zeit	Hinweise
	1. Lockerungsübungen	4 Min.	
Lockerung und Dehnung der Hals- und Nackenmuskulatur	**Kopf drehen:** - Kopf zur rechten Schulter drehen, Kinn dabei zur Schulter neigen, Dehnung kurz halten. - Kopf zur linken Schulter drehen, Kinn dabei zur Schulter neigen, Dehnung kurz halten. **Ohr zur Schulter:** - Kopf abwechselnd zur rechten und linken Schulter neigen, Schulter locker lassen, nicht zum Ohr ziehen. - Rechtes Ohr zur rechten Schulter neigen, Dehnung kurz halten. - Linkes Ohr zur linken Schulter neigen, Dehnung kurz halten.		(+) Mobile Gruppen können die Übungen auch im Stehen (enger Grätschstand) durchführen. Jede Übung 3- bis 5-mal wiederholen.
Lockerung der Schultermuskulatur	**Schulterkreisen:** - Rechte/linke Schulter vorwärts kreisen. - Beide Schultern vorwärts kreisen. - Rechte/linke Schulter rückwärts kreisen. - Beide Schultern rückwärts kreisen.		
Dehnung der Schultermuskulatur	**Armschwingen:** - Rechten Arm nach vorn und hinten schwingen. - Linken Arm nach vorn und hinten schwingen. - Gleichzeitig beide Arme nach vorn und hinten schwingen.		**Beachte:** Aus zu heftigem Schwingen können Verletzungen der Bänder und Sehnen resultieren!

Absicht	Übungsbeschreibung	Hinweise	Zeit
	2. Basicübungen		
Verbesserung des Gleichgewichtes, Koordination und der Alltagsmotorik, Erlangen von Sicherheit	**2.1 Gleichgewicht und Koordination: Spiel mit dem Luftballon** Die TN sitzen im Stuhlkreis. Aufrechter Sitz ohne Lehnenberührung. Füße leicht gegrätscht, plan auf dem Boden: - Luftballon mit der linken Hand hoch stoßen. - Luftballon mit der rechten Hand hoch stoßen. - Luftballon von einer Hand in die andere Hand spielen. - Luftballon von einer nur mit jeweils einem Finger hoch stoßen (Finger beider Hände abwechseln). - TN variieren beliebig, Luftballon darf nicht den Boden berühren.	(+) Mobile Gruppen führen die Übung bei gleichen Anweisungen im Stehen bzw. in der Bewegung im Raum durch. **Beachte:** Evtl. Gleichgewichtsverlust bei übermäßiger Übungsausführung. Sturzgefahr! Die Luftballons werden wieder eingesammelt.	3 Min. 2 Min.
Verbesserung des Gleichgewichts und der Kraftausdauer	**2.2 Gleichgewicht: Gehen im Sitzen** Die TN sitzen im Stuhlkreis. Sicherer Sitz fest an der Rückenlehne, bei gleichgewichtsbeeinträchtigten TN evtl. Stühle mit Lehnen einsetzen: - Gehen im Sitzen mit Armunterstützung. - Auf Kommando Kopf nach rechts drehen, weitergehen. - Auf Kommando Kopf nach links drehen, weitergehen. - Auf Kommando Kopf leicht nach oben bewegen, weitergehen. - Auf Kommando Kopf nach unten bewegen, weitergehen.	**Beachte:** Evtl. Schwindel/Übelkeit bei übermäßigen Kopfbewegungen. Bei Überlastungszeichen sofort absetzen und ausruhen!	3 Min.
Verbesserung der Bauchmuskulatur und der Kraft in den Oberschenkeln	**2.3 Kraft: Übung für Hüftbeuger und Bauch** Die TN sitzen im Stuhlkreis. Sicherer Sitz mit Anlehnen, Hände seitlich am Stuhl abstützen: - Rechtes Knie anheben – abstellen. - Linkes Knie anheben – abstellen. - Beide Knie vom Boden abheben – kurz halten – langsam absetzen. - Anschließend Beine ausschütteln. - (+) Steigerungsmöglichkeit durch Gewichtsmanschetten/Wdh./Haltezeit.	Anzustreben sind hier zwei Sätze mit je 5 Wiederholungen. Zwischen den Sätzen ca. 15s Pause! (+) Hilfestellung beim Anlegen und Abnehmen der Gewichtsmanschetten.	

10

Absicht	Übungsbeschreibung	Hinweise	Zeit
	3. Schwerpunkt		
	3.1 Koordination und Körperwahrnehmung: Igelball		
Schulung der Hand-Hand-Koordination, der Körperwahrnehmung sowie der taktilen Wahrnehmung	Die TN sitzen im Stuhlkreis. Aufrechter Sitz ohne Lehnenberührung, Füße leicht gegrätscht, plan auf dem Boden: - Igelball in eine Hand nehmen und befühlen → wie fühlt er sich an? - Von einer Hand in die andere Hand geben und den Ball mit der anderen Hand befühlen. - Den Igelball über dem Kopf in die andere Hand und zurückgeben. - Den Igelball hinter dem Nacken in die andere Hand und zurückgeben. - Den Igelball hinter dem Rücken in die andere Hand und zurückgeben. - Den Igelball leicht in die Luft werfen und wieder fangen. - Jeden Übungsteil mehrmals wiederholen.	Jeder TN bekommt einen Igelball.	6 Min.
Verbesserung der Koordination und der Körperwahrnehmung, Förderung der Arm- und Schulterbeweglichkeit	**3.2 Koordination und Körperwahrnehmung: Massage mit dem Igelball** Die TN sitzen im Stuhlkreis. Sicherer Sitz mit Anlehnen, Füße leicht gegrätscht, plan auf dem Boden: - Ball über den linken Arm rollen, auch Unterseite. - Ball über den rechten Arm rollen. - Ball über Schultern und Nacken rollen. - Ball über die Brust rollen. - Ball über den Bauch rollen. - Ball über die Körperseiten rollen. - Ball über den linken Oberschenkel rollen. - Ball über den rechten Oberschenkel rollen. - (+) Steigerung: Ball über den linken Unterschenkel rollen. - (+) Steigerung: Ball über den rechten Unterschenkel rollen. - Jeden Übungsteil mehrmals wiederholen.	(+)Sollten einige TN in der Gruppe dazu nicht in der Lage sein, kann auch der Therapeut die Unterschenkel der Bewohner mit dem Igelball abrollen. Natürlich nur mit deren Einverständnis!	5 Min.

Absicht	Übungsbeschreibung	Hinweise	Zeit
	3.3 Koordination: Gruppenübung mit dem Igelball		3 Min.
Verbesserung von Koordination, Koordination unter Zeitdruck und Förderung der sozialen Kompetenz	Die TN sitzen im Stuhlkreis. Sicherer Sitz mit Anlehnen, Füße plan auf dem Boden: - Der Ball wird von einem TN zum nächsten weitergegeben, - Richtungswechsel auf Kommando. - Ein weiterer Ball wird in den Kreis gegeben, - Richtungswechsel auf Kommando. - Die beiden Bälle in verschiedenen Richtungen im Kreis weitergeben. - Richtungswechsel auf Kommando.	Die Igelbälle werden wieder eingesammelt.	

Psychomotorische Aktivierung mit SimA®-P

Psychomotorischer Themenbereich: **Basisübungen:**   **Motorischer Schwerpunkt:**
Körperwahrnehmung   *Fingerbeweglichkeit, Kraftausdauer*   *Gleichgewicht*

Material: *verschiedene Gegenstände, wie z.B. zerknülltes Papier, Jongliertücher, Hanteln, etc.*

Absicht	Übungsbeschreibung	Hinweise	Zeit
	1. Lockerungsübungen		4 Min.
Lockerung und Dehnung der Hals- und Nackenmuskulatur	**Kopf drehen:** - Kopf zur rechten Schulter drehen, Kinn dabei zur Schulter neigen, Dehnung kurz halten. - Kopf zur linken Schulter drehen, Kinn dabei zur Schulter neigen, Dehnung kurz halten. **Ohr zur Schulter:** - Kopf abwechselnd zur rechten und linken Schulter neigen, Schulter locker lassen, nicht zum Ohr ziehen. - Rechtes Ohr zur rechten Schulter neigen, Dehnung kurz halten. - Linkes Ohr zur linken Schulter neigen, Dehnung kurz halten.	(+) Mobile Gruppen können die Übungen auch im Stehen (enger Grätschstand) durchführen. Jede Übung 3- bis 5-mal wiederholen.	
Lockerung der Schultermuskulatur	**Schulterkreisen:** - Rechte/linke Schulter vorwärts kreisen. - Beide Schultern vorwärts kreisen. - Rechte/linke Schulter rückwärts kreisen. - Beide Schultern rückwärts kreisen.		
Dehnung der Schultermuskulatur	**Armschwingen:** - Rechten Arm nach vorn und hinten schwingen. - Linken Arm nach vorn und hinten schwingen. - Gleichzeitig beide Arme nach vorn und hinten schwingen.	**Beachte:** Aus zu heftigem Schwingen können Verletzungen der Bänder und Sehnen resultieren!	

11

Absicht	Übungsbeschreibung	Hinweise	Zeit
	2. Basicübungen		
Verbesserung der Fingerbeweglichkeit, der Koordination, (+) Verbesserung der Koordination unter Zeitdruck	**2.1 Fingerbeweglichkeit und Koordination: Fingertippen** Die TN sitzen im Stuhlkreis, Arme sind leicht angewinkelt: - Mit rechter Hand jeden einzelnen Finger mit dem Daumen antippen (Opposition) – vom Zeigefinger zu kleinem Finger und umgekehrt. - Gleiche Übung mit linker Hand. - Rechte und linke Hand bewegen sich gleichzeitig. - (+) Steigerung: Übung mit Vorgabe durchführen.	(+) Steigerungsmöglichkeiten: - 1 = Daumen zu Zeigefinger, - 2 = Daumen zu Mittelfinger, - 3 = Daumen zu Ringfinger, - 4 = Daumen zu kleinem Finger. (Zahlen können auch mit anderen Begriffen ausgetauscht werden).	2 Min.
Verbesserung der Kraftausdauer in Armen und Beinen, Förderung der Alltagsmotorik	**2.2 Kraftausdauer: Gesäßentlastung** Die folgenden Übungen werden im Stuhlkreis durchgeführt: Aufrechter Sitz ohne Lehnenberührung. Beine sind leicht gegrätscht, Füße plan auf dem Boden, Hände seitlich an der Sitzfläche: - Beide Füße möglichst stark auf den Boden drücken und mit den Händen von der Sitzfläche etwas hochstemmen, dabei Gesäß entlasten. - Danach wieder locker lassen. - Mindestens 5 Wiederholungen, dazwischen kurze Pausen machen. - (+) Steigerungsmöglichkeit durch Anzahl der Wiederholungen.	(+) Aufrechter Sitz, beide Füße leicht versetzt, fest auf dem Boden: Oberkörper nach vorne nehmen und vom Stuhl aufstehen, ca. 5 Wiederholungen. (+) Steigerung: - Aufstehen vom Stuhl und einen Platz weiterrutschen. - Aufstehen und einmal um den Stuhl herum gehen. - Aufstehen und mit dem Gegenübersitzenden den Platz tauschen.	3 Min.
Verbesserung der Kraftausdauer und Beweglichkeit in den oberen Extremitäten, Dehnen der Körperseiten	**2.3 Kraftausdauer und Beweglichkeit: Äpfel pflücken** Die TN sitzen im Stuhlkreis. Aufrechter Sitz ohne Lehnenberührung, Füße plan auf dem Boden, hüftbreit auseinander: - Beide Arme wechselseitig nach oben strecken. - Beide Arme wechselseitig nach vorn strecken. - Beide Arme in die Seithalte heben und wechselseitig nach den Seiten wegstrecken. - Beide Arme wechselseitig in Richtung der Knie strecken.	(+) Mobile Gruppen können diese Übung bei gleichen Anweisungen auch im Stehen durchführen.	2 Min.

11

Absicht	Übungsbeschreibung	Zeit	Hinweise
	3. Schwerpunkt		
	3.1 Gleichgewicht: Schunkeln	3 Min.	(+) Mobile Gruppen führen die Übung bei gleichen Anweisungen im Stehen durch.
Förderung des Gleichgewichtssinns, Stärkung der Rumpfmuskulatur	Die TN sitzen im Stuhlkreis. Aufrechter Sitz auf dem vorderen Stuhldrittel, Beine leicht gegrätscht, Füße fest auf dem Boden: - Langsame Gewichtsverlagerung nach rechts. - Zurück in die Ausgangsposition. - Langsame Gewichtsverlagerung nach links. - Wiederholungen mit langsamer Steigerung des Tempos bis Schunkeln entsteht.		**Beachte:** Evtl. Gleichgewichtsverlust im Sitzen und Stehen bei übermäßiger Übungsausführung. Evtl. Musik einsetzen.
	3.2 Gleichgewicht: Gehen im Sitzen mit Gewichtsverlagerung	5 Min.	(+) Mobile Gruppen führen die Übung bei gleichen Anweisungen im Stehen durch.
Verbesserung des Gleichgewichtes und der Alltagsmotorik, Erlangen von Sicherheit, Stärkung der Rumpfmuskulatur	Die TN sitzen im Stuhlkreis. Aufrechter Sitz ohne Lehnenberührung, Beine leicht gegrätscht, Füße plan auf dem Boden. Die TN gehen langsam und mit kleinen Schritten auf der Stelle. Dabei: - Langsame Gewichtsverlagerung nach rechts. - Langsame Gewichtsverlagerung nach links. - Langsame Gewichtsverlagerung nach vorne. - Langsame Gewichtsverlagerung nach hinten. Danach, ohne zu Gehen: - Seitliche Rumpfbeuge rechts. - Seitliche Rumpfbeuge links.		Zusätzlich: Gehen im Raum mit: - Betontem Armeinsatz, - Hochziehen der Oberschenkel, - auf Zehenspitzen, - kleinen u. großen Schritten. **Beachte:** Evtl. Gleichgewichtsverlust im Sitzen und Stehen bei übermäßiger Übungsausführung.

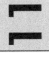

Absicht	Übungsbeschreibung	Hinweise	Zeit
Verbesserung der Beweglichkeit und des Gleichgewichtes, Förderung der Koordinationsfähigkeit und der Alltagsmotorik, Erlangen von Sicherheit	**3.3 Gleichgewicht: Gegenstände aufheben** Die TN sitzen im Stuhlkreis. Aufrechter Sitz ohne Lehnenberührung. Mehrere Gegenstände, wie z.B. zerknülltes Papier, Jongliertücher, Hanteln, Gewichtsmanschetten etc., werden vor und neben die TN gelegt: - Durch Vorbeugen bzw. zur Seite beugen sollen alle Gegenstände nacheinander aufgehoben werden. - Die Gegenstände von der einen Stuhlseite aufheben – wieder aufrichten – auf der anderen Stuhlseite ablegen.	**Beachte:** Immobile TN beugen sich nach ihren individuellen Möglichkeiten so weit wie möglich zur Seite und nach unten. Vorsicht, bei gleichgewichtsbeeinträchtigten TN!	3 Min.
Förderung der Beweglichkeit und Körperwahrnehmung, Übungen gegen Haltungsschwäche Verbesserung der Gleichgewichtsfähigkeit	**3.4 Beweglichkeit und Gleichgewicht: Haltungsübung im Sitzen** Aufrechter Sitz ohne Lehnenberührung: - Mit dem Ausatmen in sich zusammensinken. - Beim tiefen Einatmen aufrichten. - Drei langsame Wiederholungen. Danach: Aufrechter Sitz ohne Lehnenberührung, Arme in Seithalte - Oberkörper gerade nach links und rechts neigen. - Jeweiligen Arm waagerecht ausstrecken - Gewichtsverlagerung wahrnehmen.	**Beachte:** Schwindelgefahr bei falscher Atmung. **Beachte:** Bewegungsausmaß nach links und rechts so wählen, dass keine Sturzgefahr entsteht. Bei Risikoteilnehmern evtl. Stühle mit Lehnen nutzen.	4 Min.

82

Psychomotorische Aktivierung mit SimA®-P

Psychomotorischer Themenbereich:
Materialerfahrung, Körperwahrnehmung

Basicübungen:
Beweglichkeit, Kraft

Motorischer Schwerpunkt:
Ausdauer

Material: *CD- oder Kassettenabspielgerät, Tonträger mit Musik oder Trommel, Hanteln*

Absicht	Übungsbeschreibung	Zeit	Hinweise
	1. Lockerungsübungen	4 Min.	(+) Mobile Gruppen können die Übungen auch im Stehen (enger Grätschstand) durchführen. Jede Übung 3- bis 5-mal wiederholen.
Lockerung und Dehnung der Hals- und Nackenmuskulatur	**Kopf drehen:** - Kopf zur rechten Schulter drehen, Kinn dabei zur Schulter neigen, Dehnung kurz halten. - Kopf zur linken Schulter drehen, Kinn dabei zur Schulter neigen, Dehnung kurz halten. **Ohr zur Schulter:** - Kopf abwechselnd zur rechten und linken Schulter neigen, Schulter locker lassen, nicht zum Ohr ziehen. - Rechtes Ohr zur rechten Schulter neigen, Dehnung kurz halten. - Linkes Ohr zur linken Schulter neigen, Dehnung kurz halten.		
Lockerung der Schultermuskulatur	**Schulterkreisen:** - Rechte/linke Schulter vorwärts kreisen. - Beide Schultern vorwärts kreisen. - Rechte/linke Schulter rückwärts kreisen. - Beide Schultern rückwärts kreisen.		
Dehnung der Schultermuskulatur	**Armschwingen:** - Rechten Arm nach vorn und hinten schwingen. - Linken Arm nach vorn und hinten schwingen. - Gleichzeitig beide Arme nach vorn und hinten schwingen.		**Beachte:** Aus zu heftigem Schwingen können Verletzungen der Bänder und Sehnen resultieren!

83

12

Absicht	Übungsbeschreibung	Hinweise	Zeit
	2. Basicübungen		
Dehnung der Waden- und Hüftbeugemuskulatur	**2.1 Beweglichkeit: Beinübungen und Hüftbeugen** Die TN sitzen im Stuhlkreis. Aufrechter Sitz ohne Lehnenberührung in der vorderen Stuhlhälfte, Hände seitlich abstützen, die Beine sind ausgestreckt: - Die TN ziehen ihre Zehen zum Körper hin an. - Ein Bein wird angewinkelt, das andere bleibt gestreckt. - Hände am gestreckten Bein Richtung Fuß führen.	**Beachte:** Auf sicheren Sitz der TN achten! Bei sturzgefährdeten Teilnehmern können die Hände auf den Knien abgestützt werden.	2 Min.
Verbesserung der Kraft in den oberen Extremitäten	**2.2 Kraft: Übung für obere Extremitäten** TN sitzen im Stuhlkreis. Aufrechter Sitz ohne Lehnenberührung: - Arme gerade in Seithalte heben und wieder absenken. - 10 langsame Wiederholungen. - (+) Steigerungsmöglichkeit durch Hanteln/Wiederholungen/Zeit.	(+) Mobile Gruppen können diese Übung bei gleichen Anweisungen auch im Stehen (enger Grätschstand) durchführen. (+) Hantelgewicht individuell anpassen!	2 Min.
Verbesserung der Kraft in den oberen Extremitäten	**2.3 Kraft: Armbeugen mit Hanteln** Die TN sitzen im Stuhlkreis. Sicherer Sitz, Rücken fest an der Lehne: - Die Arme befinden sich in Tiefhalte seitlich am Körper, Handinnenseiten zeigen mit den Hanteln nach vorne. - Der rechte Unterarm wird nach vorne angehoben und mit der Hantel zur Schulter bewegt, dann der linke, dann mit beiden Armen gleichzeitig. - Pro Arm 10 langsame Wiederholungen, mit beiden Armen gleichzeitig 5 Wiederholungen.	An jeden TN werden je nach seinen individuellen Fähigkeiten zwei Hanteln ausgeteilt. **Beachte:** Zwischen den Sätzen ca. 15s Pause machen! Die Hanteln werden wieder eingesammelt.	4 Min.

Absicht	Übungsbeschreibung	Hinweise	Zeit
	## 3. Schwerpunkt		
	### 3.1 Ausdauer: Tanz mit Musik		
Verbesserung der allgemeinen Ausdauererleistung	Die TN sitzen im Stuhlkreis. Aufrechter Sitz ohne Lehnenberührung, die TN haben ausreichend Platz zum Nachbarn, Einsatz von flotter Musik:	(+) Mobile Gruppen können diese Übung im Stehen/Gehen durchführen:	6 Min.
	- Die TN gehen im Tempo der Musik im Sitzen und klatschen dabei in die Hände.	- Die TN stehen im Kreis und marschieren auf der Stelle. Dabei klatschen sie in die Hände.	
	- Die TN marschieren mit Armeinsatz im Sitzen.	- Die TN gehen mit bewusstem Armeinsatz durch den Raum.	
	- Die TN marschieren mit Armeinsatz im Sitzen vom Stuhl weg und zurück.	- Erst kurze, dann lange Schritte.	
	- Die TN marschieren mit Armeinsatz im Sitzen und ziehen dabei die Knie hoch.	- Beim Gehen die Knie hochziehen.	
	- Die TN gehen im Sitzen nach der Musik und greifen dabei mit dem Arm nach oben, zur Seite und nach unten (zuerst mit einem, dann mit dem anderen Arm, dann mit dem anderen Arm, dann mit beiden gleichzeitig).	- Die TN bewegen sich nach der Musik durch den Raum und greifen dabei mit dem Arm nach oben, zur Seite und nach unten (zuerst mit rechtem, dann mit linkem Arm, dann mit beiden gleichzeitig).	
	- Alle Teilübungen sollten mehrmals im Tanz vorkommen.		
	### 3.2 Kraftausdauer: Gesäßentlastung		
Verbesserung der Kraftausdauer in Armen und Beinen, Förderung der Alltagsmotorik	Die TN sitzen im Stuhlkreis. Aufrechter Sitz ohne Lehnenberührung, Füße leicht gegrätscht plan auf dem Boden, Hände seitlich an der Sitzfläche:	(+) Mobile Gruppen können diese Übung als „Aufstehen vom Stuhl" durchführen: Aufrechter Sitz, beide Füße leicht versetzt, fest auf dem Boden. Oberkörper nach vorne nehmen und vom Stuhl aufstehen, ca. 5 Wiederholungen. (+) Steigerung:	3 Min.
	- Beide Füße möglichst stark auf den Boden drücken und mit den Händen von der Sitzfläche etwas hochstemmen, dabei Gesäß entlasten.	- Aufstehen vom Stuhl und einen Platz weiter rutschen.	
	- Danach wieder locker lassen.	- Aufstehen und einmal um den Stuhl herum gehen.	
	- Mindestens 5 Wiederholungen.	- Aufstehen und mit dem Gegenübersitzenden den Platz tauschen.	
	(+) Steigerungsmöglichkeit durch Anzahl der Wiederholungen.		

12

Absicht	Übungsbeschreibung	Hinweise	Zeit
Verbesserung der Körperwahrnehmung und der Gesichtsmotorik	**3.3 Körperwahrnehmung: Gesichtsgymnastik** Die TN sitzen im Stuhlkreis: - Die Stirn runzeln und wieder entspannen. - Die Nase nach oben ziehen und wieder lockern. - Die Augenbrauen nach oben ziehen. - Den Mund zum Kuss formen und wieder lockern. - Den Mund breit ziehen und wieder lockern. - Die Zunge rausstrecken und wieder zurück. - Die Wangen aufblasen und die Luft langsam durch gespitzte Lippen wieder ablassen. - Die Luft von einer Wange in die andere Wange führen. - Die Oberlippe über die Unterlippe führen. - Die Unterlippe über die Oberlippe führen. - Beide Lippen fest aufeinander pressen und wieder lockern.	Jede Teilübung mehrmals wiederholen.	6 Min.

Psychomotorische Aktivierung mit SimA®-P

Psychomotorischer Themenbereich:
Sozialerfahrung

Basicübungen:
Koordination, Kraftausdauer

Motorischer Schwerpunkt:
Beweglichkeit

Material: *Jongliertücher, nach Bedarf: Jacke, Brille, Hut, Kopftuch, Schuhe, Handschuhe, (+) Gewichtsmanschetten*

Absicht	Übungsbeschreibung	Hinweise	Zeit
	1. Lockerungsübungen	(+) Mobile Gruppen können die Übungen auch im Stehen (enger Grätschstand) durchführen. Jede Übung 3 bis 5-mal wiederholen.	4 Min.
Lockerung und Dehnung der Hals- und Nackenmuskulatur	**Kopf drehen:** - Kopf zur rechten Schulter drehen, Kinn dabei zur Schulter neigen, Dehnung kurz halten. - Kopf zur linken Schulter drehen, Kinn dabei zur Schulter neigen, Dehnung kurz halten. **Ohr zur Schulter:** - Kopf abwechselnd zur rechten und linken Schulter neigen, Schulter locker lassen, nicht zum Ohr ziehen. - Rechtes Ohr zur rechten Schulter neigen, Dehnung kurz halten. - Linkes Ohr zur linken Schulter neigen, Dehnung kurz halten.		
Lockerung der Schultermuskulatur	**Schulterkreisen:** - Rechte/linke Schulter vorwärts kreisen. - Beide Schultern vorwärts kreisen. - Rechte/linke Schulter rückwärts kreisen. - Beide Schultern rückwärts kreisen.		
Dehnung der Schultermuskulatur	**Armschwingen:** - Rechten Arm nach vorn und hinten schwingen. - Linken Arm nach vorn und hinten schwingen. - Gleichzeitig beide Arme nach vorn und hinten schwingen.	**Beachte:** Aus zu heftigem Schwingen können Verletzungen der Bänder und Sehnen resultieren!	

87

13

Absicht	Übungsbeschreibung	Hinweise	Zeit
	2. Basicübungen		
Schulung der koordinativen Fähigkeiten	**2.1 Koordination: Diagonalbewegungen mit Vorgabe**	(+) Variationsmöglichkeiten:	3 Min.
	Aufrechter Sitz ohne Lehnenberührung. Arme an den Stuhlseiten in Tiefhalte:	1 = rechte Hand, rechtes Knie,	
(+) Verbesserung der Koordination unter Zeitdruck	- Linke Hand an rechtes Knie führen und zurück.	2 = linke Hand, linkes Knie,	
	- Rechte Hand an linkes Knie führen und zurück	3 = rechte Hand, linkes Knie,	
	- Beide Hände über Kreuz zum jeweils entgegengesetzten Knie führen.	4 = linke Hand, rechtes Knie,	
	- Alle Übungen wechselseitig wiederholen.	5 = beide Hände, seitengleiche Knie,	
	(+) Steigerung: Variationen nach Ansage.	6 = beide Hände, gegengleiche Knie.	
		(Zahlen können auch mit anderen Begriffen ausgetauscht werden).	
Verbesserung der Kraftausdauer in den oberen Extremitäten	**2.2 Kraftausdauer: Schatten-Boxen**	(+) Mobile Gruppen können diese Übung bei gleichen Anweisungen auch im Stehen durchführen.	3 Min.
	Aufrechter Sitz ohne Lehnenberührung. Rechter und linker Arm im Wechsel:	Evtl. Musik einsetzen.	
	- Arm mit geballter Faust in Schulterhöhe nach vorne führen,	**Beachte:** Beim Boxen die Ellenbogen nicht ganz durchdrücken, Verletzungsgefahr! Auf genügend Platz zwischen den TN achten!	
	- Arm nach oben führen.		
	- Arm nach unten führen.		
	- Arm zur jeweiligen Seite führen.		
	- Übung zunächst gezielt langsam ausführen.	(+) Hilfestellung beim Anlegen und Abnehmen der Gewichtsmanschetten.	
	(+) Steigerungsmöglichkeit: Geschwindigkeit erhöhen, Gewichtsmanschetten anlegen.		

Absicht	Übungsbeschreibung	Hinweise	Zeit
	3. Schwerpunkt		
	3.1 Beweglichkeit: Beinübungen im Sitzen		4 Min.
Verbesserung der Beweglichkeit und Dehnung der unteren Extremitäten	Die TN sitzen im Stuhlkreis. Aufrechter Sitz in der vorderen Stuhlhälfte, die Hände seitlich am Stuhl abstützen. Ein Bein wird ausgestreckt und berührt mit der Ferse den Boden, das andere Bein bleibt angewinkelt und der Fuß plan auf dem Boden stehen:	**Beachte:** Auf sicheren Sitz der TN achten!	
	- Zehen des ausgestreckten Beines in Richtung Körper ziehen – kurz halten – entspannen,		
	dann in die Gegenrichtung, Zehen strecken – kurz halten – entspannen.		
	- Anschließend gleiche Übung mit dem anderen Bein.		
	- Beide Beine ausstrecken, gleichzeitig Zehen anziehen – kurz halten – entspannen – gleichzeitig strecken – entspannen.		
	- Beine ausschütteln und lockern.		
	- Anzustreben sind pro Übung (je Seite) fünf Wiederholungen.		
	3.2 Beweglichkeit: Rumpfübungen		4 Min.
Verbesserung der Rumpfbeweglichkeit und der Beweglichkeit des Rückens	Die TN sitzen im Stuhlkreis. Aufrechter Sitz ohne Lehnenberührung, Füße hüftbreit auseinander, plan auf dem Boden:	**Beachte:** Übungen langsam ausführen. Auf die Atmung der TN achten, nicht die Luft anhalten!	
	- Mit der rechten Hand zur linken Hüfte greifen und den Oberkörper dabei mitdrehen, danach mit der linken Hand zur rechten Hüfte.		
	- Oberkörper zum Katzenbuckel machen, dabei das Kinn zur Brust führen, danach wieder eine aufrechte Sitzposition einnehmen.		
	- Anzustreben sind pro Übung fünf Wiederholungen.		

13

Absicht	Übungsbeschreibung	Hinweise	Zeit
	3.3 Beweglichkeit: Armübungen mit Jongliertuch		3 Min.
Verbesserung der Beweglichkeit in den oberen Extremitäten	Die TN sitzen im Stuhlkreis. Sicherer Sitz mit Anlehnen, Füße hüftbreit auseinander, plan auf dem Boden:		
	- Die TN nehmen das gerollte Tuch in Vorhalte, dabei die Hände mit dem gespannten Tuch übereinander führen, im Wechsel nach oben und unten drehen.	Jeder TN bekommt ein Jongliertuch.	
	- Arme absetzen und entspannen.	**Beachte:** Auf sicheren Sitz der TN achten! Übermäßige Dehnung vermeiden: Verletzungsgefahr!	
	- Die TN führen die Arme aus der Vorhalte langsam nach oben und dehnen die Schultern.		
	- Anzustreben sind pro Übung fünf Wiederholungen.		
	3.4 Koordination und Beweglichkeit: Spiel Pantomime	Die Jongliertücher werden wieder eingesammelt.	8 Min.
Verbesserung der Koordination und Beweglichkeit, Schulung der Fein- und Alltagsmotorik, Förderung der sozialen Kompetenz	Die TN sitzen im Stuhlkreis. Nacheinander führen sie die ihnen gestellten Aufgaben aus, die Gruppe soll die Tätigkeit dann raten und nachahmen, z. B.:	Die unterschiedlichen Aufgabenstellungen werden auf Zettel geschrieben. Jeder TN bekommt vom Gruppenleiter eine Aufgabe zugeteilt, die er ausführen soll (dabei muss auf seine Fähigkeiten und Möglichkeiten geachtet werden). Zur Erleichterung können auch Materialien zur Pantomime eingesetzt werden, wie z.B. Handschuhe, Hut, etc.	
	- Brille putzen,		
	- Jacke zuknöpfen,		
	- Schuhe an- und ausziehen, binden,		
	- Krawatte binden,		
	- Kopftuch umbinden,		
	- Hut aufsetzen,		
	- Bremsen des Rollstuhls festmachen,		
	- Handschuhe anziehen, etc.,		
	- weitere Ideen der TN umsetzen.		

Psychomotorischer Themenbereich:
Materialerfahrung

Basicübungen:
Beweglichkeit, Gleichgewicht

Motorischer Schwerpunkt:
Fingerbeweglichkeit

Material: *evtl. Jacken und Pullover, Therapieknete*

Absicht	Übungsbeschreibung	Hinweise	Zeit
	1. Lockerungsübungen	(+) Mobile Gruppen können die Übungen im Stehen (enger Grätschstand) durchführen. Jede Übung 3- bis 5-mal wiederholen.	4 Min.
Lockerung und Dehnung der Hals- und Nackenmuskulatur	**Kopf drehen:** - Kopf zur rechten Schulter drehen, Kinn dabei zur Schulter neigen, Dehnung kurz halten. - Kopf zur linken Schulter drehen, Kinn dabei zur Schulter neigen, Dehnung kurz halten. **Ohr zur Schulter:** - Kopf abwechselnd zur rechten und linken Schulter neigen, Schulter locker lassen, nicht zum Ohr ziehen. - Rechtes Ohr zur rechten Schulter neigen, Dehnung kurz halten. - Linkes Ohr zur linken Schulter neigen, Dehnung kurz halten.		
Lockerung der Schultermuskulatur	**Schulterkreisen:** - Rechte/linke Schulter vorwärts kreisen. - Beide Schultern vorwärts kreisen. - Rechte/linke Schulter rückwärts kreisen. - Beide Schultern rückwärts kreisen.		
Dehnung der Schultermuskulatur	**Armschwingen:** - Rechten Arm nach vorn und hinten schwingen. - Linken Arm nach vorn und hinten schwingen. - Gleichzeitig beide Arme nach vorn und hinten schwingen.	**Beachte:** Aus zu heftigem Schwingen können Verletzungen der Bänder und Sehnen resultieren!	

Absicht	Übungsbeschreibung	Hinweise	Zeit
	2. Basicübungen		
Verbesserung der Beweglichkeit in den oberen Extremitäten und der Alltagsmotorik	**2.1 Beweglichkeit: Arm- und Schulterübungen** Die TN sitzen im Stuhlkreis. Aufrechter Sitz ohne Lehnenberührung: - Linken Arm hinter den Kopf führen und wieder ablegen. - Rechten Arm hinter den Kopf führen und wieder ablegen. - Beide Arme hinter den Kopf führen und wieder ablegen. - Wiederholungen beliebig.		2 Min.
Förderung der Beweglichkeit in den oberen Extremitäten und der Alltagsmotorik	**2.2 Beweglichkeit: Jacke anziehen** Die TN sitzen im Stuhlkreis. Aufrechter Sitz ohne Lehnenberührung. Die TN werden dazu angehalten: - Ihre Jacke an- und auszuziehen. - Ihren Pullover über den Kopf zu ziehen.	Evtl. Kleidungsstücke bereithalten. **Beachte:** Auf sicheren Sitz der TN achten!	3 Min.
Förderung des Gleichgewichtssinns, Stärkung der Rumpfmuskulatur	**2.3 Gleichgewicht: Schunkeln** Die TN sitzen im Stuhlkreis. Aufrechter Sitz auf dem vorderen Stuhldrittel, Beine leicht gegrätscht, Füße fest auf dem Boden: - Langsame Gewichtsverlagerung nach rechts. - Zurück in die Ausgangsposition. - Langsame Gewichtsverlagerung nach links. - Wiederholungen mit langsamer Steigerung des Tempos bis Schunkeln entsteht.	Evtl. Musik einsetzen. (+) Mobile Gruppen führen die Übung bei gleichen Anweisungen im Stehen durch. **Beachte:** Evtl. Gleichgewichtsverlust im Sitzen und Stehen bei übermäßiger Übungsausführung!	2 Min.

14

Absicht	Übungsbeschreibung	Hinweise	Zeit
	## 3. Schwerpunkt		

Verbesserung der Fingerbeweglichkeit, Feinmotorik und der Koordination	### 3.1 Fingerbeweglichkeit: Fingerkreisen
	
	Die TN sitzen im Stuhlkreis. Fingerspitzen beider Hände aneinanderlegen:
	- Jedes Fingerpaar umeinander kreisen:
	  - Daumen,
	  - Zeigefinger,
	  - Mittelfinger,
	  - Ringfinger,
	  - kleiner Finger.
	- Finger auf den Oberschenkel tippen (als würde man Klavier spielen).
			3 Min.

Verbesserung der Atmung und Rumpfbeweglichkeit, Schulung der Körperwahrnehmung	### 3.2 Körperwahrnehmung: Atemübung Die TN sitzen im Stuhlkreis. Aufrechter Sitz ohne Lehnenberührung: - Oberkörper aufrichten, gleichzeitig tief und hörbar durch die Nase einatmen. - Oberkörper zusammen sinken lassen, leichter Rundrücken, Kinn auf die Brust, gleichzeitig durch den leicht geöffneten Mund ausatmen. - Zur Unterstützung der Dehnung der Atemhilfsmuskulatur die Arme anheben, Ellbogen sollen nach hinten-außen zeigen. - Beide Hände an die Flanken legen und beim Aufrichten des Oberkörpers in die Hände atmen, d.h. das Anheben der Bauchdecke mit den Händen fühlen. - Mehrmals wiederholen, jeder TN im eigenen Rhythmus.	**Beachte:** Pressatmung vermeiden, langsam und tief ausatmen. Beim Ein- und Ausatmen keine feste Zählzeit von außen vorgeben.	3 Min.

14

Absicht	Übungsbeschreibung	Hinweise	Zeit
			9 Min.
	3.3 Fingerbeweglichkeit und Handkraft: Übung mit Therapie-knete	Die TN wechseln ihren Platz zum Tisch.	
Förderung der Fingerbeweglichkeit und der taktilen Wahrnehmung, Kräftigung der Fingermuskulatur, Verbesserung der Fingerkoordination	Die TN sitzen am Tisch. Kennenlernen des Mediums: Jeder TN bekommt ein Stück Therapieknete und darf diese für sich erkunden (durchkneten, ziehen, drücken, Beschaffenheit ertasten, etc.).		
	- Knetmasse auf dem Tisch zu einer Kugel rollen.		
	- Knetmasse durch Faustschlüsse zu einer Walze formen.		
	- Knetmasse auf dem Tisch zu einem ca. 20 cm langen Wulst ausrollen: Finger und Unterarm bilden eine Linie, Finger bleiben geschlossen. Es werden beide Hände gleichzeitig benutzt.		
	- Wulst mit den Fingerspitzen zu einer flachen Platte drücken.		
	- Stücke von der Knetmasse mit den Fingern zu Kügelchen rollen.		
	- Formen der Finger einer Hand zu einer „Tulpe" (leichte Flexion der Finger), Knetplatte wird über die Fingerspitzen gedrückt. Die Finger werden gegen den Widerstand der Knete gespreizt.		
	- Verbleibende Zeit: freies Arbeiten mit der Knete.	Einsammeln der Therapieknete.	

Psychomotorische Aktivierung mit SimA®-P

Psychomotorischer Themenbereich:
Körpererfahrung

Basicübungen:
Fingerbeweglichkeit, Koordination

Motorischer Schwerpunkt:
Kraftausdauer

Material: *CD- und Kassettenabspielgerät, Musik-CD oder -kassette, Jongliertücher*

Absicht	Übungsbeschreibung	Hinweise	Zeit
	1. Lockerungsübungen	(+) Mobile Gruppen können die Übungen auch im Stehen (enger Grätschstand) durchführen. Jede Übung 3- bis 5-mal wiederholen.	4 Min.
Lockerung und Dehnung der Hals- und Nackenmuskulatur	**Kopf drehen:** - Kopf zur rechten Schulter drehen, Kinn dabei zur Schulter neigen, Dehnung kurz halten. - Kopf zur linken Schulter drehen, Kinn dabei zur Schulter neigen, Dehnung kurz halten. **Ohr zur Schulter:** - Kopf abwechselnd zur rechten und linken Schulter neigen, Schulter locker lassen, nicht zum Ohr ziehen. - Rechtes Ohr zur rechten Schulter neigen, Dehnung kurz halten. - Linkes Ohr zur linken Schulter neigen, Dehnung kurz halten.		
Lockerung der Schultermuskulatur	**Schulterkreisen:** - Rechte/linke Schulter vorwärts kreisen. - Beide Schultern vorwärts kreisen. - Rechte/linke Schulter rückwärts kreisen. - Beide Schultern rückwärts kreisen.		
Dehnung der Schultermuskulatur	**Armschwingen:** - Rechten Arm nach vorn und hinten schwingen. - Linken Arm nach vorn und hinten schwingen. - Gleichzeitig beide Arme nach vorn und hinten schwingen.	**Beachte:** Aus zu heftigem Schwingen können Verletzungen der Bänder und Sehnen resultieren!	

95

Absicht	Übungsbeschreibung	Hinweise	Zeit
	2. Basicübungen		
Verbesserung der Fingerbeweglichkeit und der Koordination, (+) Verbesserung der Koordination unter Zeitdruck	**2.1 Fingerbeweglichkeit und Koordination: Fingertippen** Die TN sitzen im Stuhlkreis, Arme sind leicht angewinkelt: - Mit rechter Hand jeden einzelnen Finger mit dem Daumen antippen (Opposition) – vom Zeigefinger zu kleinem Finger und umgekehrt. - Gleiche Übung mit linker Hand. - Rechte und linke Hand bewegen sich gleichzeitig. - (+) Steigerung: Übung mit Vorgabe durchführen.	(+) Steigerungsmöglichkeiten: - 1 = Daumen zu Zeigefinger, - 2 = Daumen zu Mittelfinger, - 3 = Daumen zu Ringfinger, - 4 = Daumen zu kleinem Finger. (Zahlen können auch mit anderen Begriffen ausgetauscht werden).	2 Min.
Verbesserung der Koordination unter Zeitdruck, Förderung der Beweglichkeit in den oberen Extremitäten	**2.2 Koordination und Beweglichkeit: Armübung mit Vorgabe** Die TN sitzen im Stuhlkreis. Aufrechter Sitz ohne Lehnenberührung. Der Therapeut stellt folgende Kombinationen vor und lässt diese durch Anzeigen von Nummern bzw. Farbkarten ausführen: - Rechter Arm in Hochhalte = 1 (alternativ „rot"). - Linker Arm in Hochhalte = 2 (alternativ „grün"). - Beide Arme in Hochhalte = 3 (alternativ „blau").	(+) Je nach Fähigkeit der TN können noch weitere Kombinationen, Nummern oder Farben eingeführt werden.	2 Min.

96

Absicht	Übungsbeschreibung	Hinweise	Zeit
	3. Schwerpunkt		
	3.1 Kraftausdauer: Rhythmische Bewegungen im Takt		

Förderung der Kraftausdauer, Rhythmusfähigkeit und Koordination, Kräftigung der Bein- und Hüftmuskulatur	Die TN sitzen im Stuhlkreis. Aufrechter Sitz ohne Lehnenberührung, die Hände seitlich am Stuhl abstützen:
	- Gehen im Sitzen in unterschiedlichem Tempo.
	- Therapeut gibt Tempo durch Trommel oder verschiedene Musikeinspielungen vor:
	  - Schneller gehen,
	  - langsamer gehen,
	  - Beine anheben,
	  - mit den Füßen abwechselnd auf der Stelle tippeln,
	  - mit den Füßen auf und ab wippen.
		(+) Steigerung: TN befinden sich stehend hinter dem Stuhl und halten sich an der Rückenlehne des Stuhles fest. Erster Teil der Übung wird nach der gleichen Anweisung durchgeführt. Danach: TN gehen im Raum umher (in eine Richtung – durcheinander), abwechselnd:
		  - Schnelles Tempo,
		  - langsames Tempo,
		  - große Schritte,
		  - kleine Schritte,
		  - im schleichenden Gang,
		  - evtl. auf Zehenspitzen.
			7 Min.

	3.2 Kraftausdauer und Beweglichkeit: Äpfel pflücken		
Kräftigung der Arm- und Schultermuskulatur, Verbesserung der Beweglichkeit in den oberen Extremitäten	Die TN sitzen im Stuhlkreis. Aufrechter Sitz ohne Lehnenberührung, Füße plan auf dem Boden, hüftbreit auseinander: - Beide Arme wechselseitig nach oben strecken. - Beide Arme wechselseitig nach vorne strecken. - Beide Arme in die Seithalte heben und wechselseitig nach den Seiten wegstrecken. - Beide Arme wechselseitig in Richtung der Knie strecken. - Jeden Übungsteil mehrmals wiederholen. - Anschließend Lockerung der Arme.	(+) Mobile Gruppen führen die Übung bei gleichen Anweisungen im Stehen durch. **Beachte:** Individuelles Bewegungsausmaß beachten.	4 Min.

15

Absicht	Übungsbeschreibung	Hinweise	Zeit
	3.3 Koordination und Kraftausdauer: Schwungübungen mit dem Jongliertuch	Jeder TN bekommt ein Jongliertuch.	7 Min.
Verbesserung der Koordination und der Kraftausdauer in den oberen Extremitäten, Förderung der Beweglichkeit	Die TN sitzen im Stuhlkreis. Aufrechter Sitz ohne Lehnenberührung. Füße leicht gegrätscht, plan auf dem Boden: - Tuch mit dem linken Arm vor dem Körper nach links/rechts schwingen, danach entsprechend mit dem rechten Arm. - Tuch mit dem rechten Arm neben dem Körper auf und nieder schwingen, dann entsprechend mit dem linken Arm. - Mit dem rechten Arm Kreisbewegungen vor dem Körper beschreiben, dann mit dem linken Arm. - Mit dem rechten Arm senkrecht eine 8 vor dem Körper beschreiben, dann mit dem linken Arm. - Tuch mit der linken Hand nach oben werfen, mit der rechten Hand fangen und umgekehrt. - Tuch hochwerfen und mit derselben Hand wieder fangen. - Jeden Übungsteil mehrmals wiederholen.	(+) Mobile Gruppen führen die Übung bei gleichen Anweisungen im Stehen (enger Grätschstand) durch. Im Stehen bei allen Übungen in den Knien mitfedern und ggf. den Rumpf seitlich mitdrehen.	
(+) Verbesserung der Koordination unter Zeitdruck	- (+) Steigerung: einzelne Übungsteile mit Zahlen codieren und in unregelmäßiger Reihenfolge ansagen (z.B. rechter Arm schwingen = 1, linker Arm schwingen = 2, rechter Arm 8er-Form = 3, usw.).	Die Jongliertücher werden wieder eingesammelt.	

Psychomotorische Aktivierung mit SimA®-P

Psychomotorischer Themenbereich: **Basicübungen:**   **Motorischer Schwerpunkt:**
Materialerfahrung   *Gleichgewicht, Ausdauer*   *Fingerbeweglichkeit, Koordination*

Material: *CD- oder Kassettenabspielgerät, Musik-CD oder -Kassette, Igelbälle, (Müll-)Eimer, Getränkeflaschen und Gläser*

Absicht	Übungsbeschreibung	Hinweise	Zeit
	1. Lockerungsübungen		4 Min.
Lockerung und Dehnung der Hals- und Nackenmuskulatur	**Kopf drehen:** - Kopf zur rechten Schulter drehen, Kinn dabei zur Schulter neigen, Dehnung kurz halten. - Kopf zur linken Schulter drehen, Kinn dabei zur Schulter neigen, Dehnung kurz halten. **Ohr zur Schulter:** - Kopf abwechselnd zur rechten und linken Schulter neigen, Schulter locker lassen, nicht zum Ohr ziehen. - Rechtes Ohr zur rechten Schulter neigen, Dehnung kurz halten. - Linkes Ohr zur linken Schulter neigen, Dehnung kurz halten.	(+) Mobile Gruppen können die Übungen auch im Stehen (enger Grätschstand) durchführen. Jede Übung 3- bis 5-mal wiederholen.	
Lockerung der Schultermuskulatur	**Schulterkreisen:** - Rechte/linke Schulter vorwärts kreisen. - Beide Schultern vorwärts kreisen. - Rechte/linke Schulter rückwärts kreisen. - Beide Schultern rückwärts kreisen.		
Dehnung der Schultermuskulatur	**Armschwingen:** - Rechten Arm nach vorn und hinten schwingen. - Linken Arm nach vorn und hinten schwingen. - Gleichzeitig beide Arme nach vorn und hinten schwingen.	**Beachte:** Aus zu heftigem Schwingen können Verletzungen der Bänder und Sehnen resultieren!	

16

16

Absicht	Übungsbeschreibung	Hinweise	Zeit
	2. Basicübungen		
	2.1 Gleichgewicht: Gehen im Sitzen		2 Min.
Verbesserung des Gleichgewichts und der Kraftausdauer	Die TN sitzen im Stuhlkreis. Sicherer Sitz fest an der Rückenlehne, bei gleichgewichtsbeeinträchtigten TN evtl. Stühle mit Lehnen einsetzen: Gehen im Sitzen mit Armunterstützung. - Auf Kommando Kopf nach rechts drehen, dabei weitergehen. - Auf Kommando Kopf nach links drehen, dabei weitergehen. - Auf Kommando Kopf nach oben bewegen, dabei weitergehen. - Auf Kommando Kopf nach unten bewegen, dabei weitergehen.	(+) Mobile Gruppen können diese Übung bei gleichen Anweisungen auch im Stehen durchführen. **Beachte:** Evtl. Schwindel/Übelkeit bei übermäßigen Kopfbewegungen. Bei Überlastungszeichen sofort absetzen und ausruhen!	
	2.2 Ausdauer: Gehen im Sitzen mit Musik		3 Min.
Verbesserung der Ausdauerleistung in den unteren Extremitäten	Die TN sitzen im Stuhlkreis. Sicherer Sitz fest an der Rückenlehne, bei gleichgewichtsbeeinträchtigten TN evtl. Stühle mit Lehnen einsetzen: - Gehen im Sitzen mit Armeinsatz. - Gehen im Sitzen mit stampfendem Aufsetzen der Füße. - Gehen im Takt mit vorgegebener Musik, in verschiedenen Geschwindigkeiten.	Flotte Musik einsetzen. (+) Mobile Gruppen können diese Übung bei gleichen Anweisungen auch im Stehen durchführen.	
	2.3 Gleichgewicht: Gegenstände aufheben		2 Min.
Verbesserung des Gleichgewichtes, der Koordination und der Alltagsmotorik, Erlangen von Sicherheit	Die TN sitzen im Stuhlkreis. Aufrechter Sitz ohne Lehnenberührung. Mehrere Gegenstände, wie z.B. zerknülltes Papier, werden vor und neben die TN gelegt: - Durch Vorbeugen bzw. zur Seite beugen sollen alle Gegenstände nacheinander aufgehoben werden.	**Beachte:** Immobile TN beugen sich nach ihren individuellen Möglichkeiten so weit wie möglich zur Seite und nach unten.	

16

Psychomotorische Aktivierung mit SimA®-P

Absicht	Übungsbeschreibung	Hinweise	Zeit
	3. Schwerpunkt		
Schulung der Hand-Hand-Koordination, Verbesserung der Kraftausdauer und Beweglichkeit in den oberen Extremitäten sowie der Haltekraft	**3.1 Koordination und Kraftausdauer: Übung mit dem Igelball** Die TN sitzen im Stuhlkreis. Aufrechter Sitz ohne Lehnenberührung. Füße leicht gegrätscht, plan auf dem Boden: - Mit dem Ball in der rechten Hand vor dem Körper senkrecht eine 8 beschreiben. - Mit dem Ball in der linken Hand vor dem Körper senkrecht eine 8 beschreiben. - Mit dem Ball in der rechten Hand vor dem Körper waagrecht eine 8 beschreiben. - Mit dem Ball in der linken Hand vor dem Körper waagrecht eine 8 beschreiben. - Arme in Vorhalte, Ball von einer Hand in die andere geben. - Ball hinter dem Rücken von einer Hand in die andere geben. - Jeden Übungsteil mit Richtungswechsel mehrmals wiederholen.	Jeder TN bekommt einen Igelball. (+) Mobile Gruppen führen die Übung bei gleichen Anweisungen im Stehen (enger Grätschstand) durch.	4 Min.
Schulung der Auge-Hand-Koordination und der Alltagsmotorik	**3.2 Koordination: Zielwerfen mit dem Igelball** Die TN sitzen auf ihren Stühlen, verteilt im Raum. - Die TN versuchen nacheinander ihren Ball in einen vom Therapeuten gehaltenen Eimer zu werfen. - Pro TN mehrere Versuche. - (+) Steigerungsmöglichkeit durch Vergrößern der Entfernung.	(+) Mobile Gruppen können diese Übung bei gleichen Anweisungen auch im Stehen durchführen.	3 Min.

16

Absicht	Übungsbeschreibung	Hinweise	Zeit
Verbesserung der Hand-Hand-Koordination, der Fingerbeweglichkeit und der Körperwahrnehmung	**3.3 Koordination: Übungen mit dem Igelball** Die TN sitzen am Tisch: - Ball wird zwischen den Händen gerollt (Knödel drehen). - Die TN rollen den Ball auf dem Tisch von einer Hand zur anderen hin und her. - Die linke Hand liegt auf dem Tisch. Den Ball auf dem linken Arm hoch rollen, übers Schlüsselbein rollen – (Hand wechseln) – am rechten Arm wieder herunterrollen und zurück. - (+) Steigerung: Arme beim Rollen in der Luft halten. - Pro Teilübung mehrere Wiederholungen.	Die TN wechseln ihren Platz zum Tisch. **Beachte:** Für ausreichend Platz zwischen den TN sorgen! Die Igelbälle werden wieder eingesammelt.	4 Min.
Verbesserung der Fingerbeweglichkeit, gezieltes Üben einer Alltagstätigkeit, Handlungsplanung, Kraftdosierung	**3.4 Fingerbeweglichkeit: Getränk einschenken** Die TN versammeln sich um einen Tisch, auf dem verschiedene Flaschen und Gläser bereitstehen: - Jeder TN darf eine Flasche mit Getränken öffnen und in ein Glas gießen. - Die TN sollen sich gegenseitig Tricks und Kniffe verraten, die man anwenden kann, um eine Flasche zu öffnen. - Dieses Getränk dürfen die TN dann trinken (Glas zum Mund führen, trinken, Glas abstellen).	Gläser und Flaschen werden wieder weggeräumt.	5 Min.

17

Psychomotorischer Themenbereich:
Sozialerfahrung

Basicübungen:
Beweglichkeit, Kraft

Motorischer Schwerpunkt:
Gleichgewicht, Ausdauer

Material: *Hanteln, CD- oder Kassettenabspielgerät, Tonträger mit (Marsch-)Musik*

Absicht	Übungsbeschreibung	Hinweise	Zeit
	1. Lockerungsübungen		4 Min.
Lockerung und Dehnung der Hals- und Nackenmuskulatur	**Kopf drehen:** - Kopf zur rechten Schulter drehen, Kinn dabei zur Schulter neigen, Dehnung kurz halten. - Kopf zur linken Schulter drehen, Kinn dabei zur Schulter neigen, Dehnung kurz halten. **Ohr zur Schulter:** - Kopf abwechselnd zur rechten und linken Schulter neigen, Schulter locker lassen, nicht zum Ohr ziehen. - Rechtes Ohr zur rechten Schulter neigen, Dehnung kurz halten. - Linkes Ohr zur linken Schulter neigen, Dehnung kurz halten.	(+) Mobile Gruppen können die Übungen auch im Stehen (enger Grätschstand) durchführen. Jede Übung 3- bis 5-mal wiederholen.	
Lockerung der Schultermuskulatur	**Schulterkreisen:** - Rechte/linke Schulter vorwärts kreisen. - Beide Schultern vorwärts kreisen. - Rechte/linke Schulter rückwärts kreisen. - Beide Schultern rückwärts kreisen.		
Dehnung der Schultermuskulatur	**Armschwingen:** - Rechten Arm nach vorn und hinten schwingen. - Linken Arm nach vorn und hinten schwingen. - Gleichzeitig beide Arme nach vorn und hinten schwingen.	**Beachte:** Aus zu heftigem Schwingen können Verletzungen der Bänder und Sehnen resultieren!	

17

Absicht	Übungsbeschreibung	Hinweise	Zeit
	2. Basicübungen		
Verbesserung der Kraft in den oberen Extremitäten	**2.1 Kraft: Übung für die Arme** TN sitzen im Stuhlkreis. Aufrechter Sitz ohne Lehnenberührung: - Arme gestreckt in Vorhalte, Handflächen zeigen nach oben. - Unterarme anwinkeln und Hände zu den Schultern führen, in Vorhalte absenken. - Fäuste ballen und Unterarme zu den Schultern führen, in Vorhalte absenken. - Je 5 langsame Wiederholungen. - (+) Steigerungsmöglichkeit durch Hanteln/Wdh./Zeit.	(+) Hantelgewicht individuell anpassen!	5 Min.
Verbesserung der Beweglichkeit in den unteren Extremitäten, Dehnung der Waden- und Hüftbeugemuskulatur	**2.2 Beweglichkeit: Beinübungen und Hüftbeugen** Die TN sitzen im Stuhlkreis. Aufrechter Sitz ohne Lehnenberührung in der vorderen Stuhlhälfte, Hände seitlich abstützen, die Beine sind ausgestreckt: - Die TN ziehen ihre Zehen zum Körper hin an. - Ein Bein wird angewinkelt, das andere bleibt gestreckt. - Hände am gestreckten Bein Richtung Fuß führen.	**Beachte:** Auf sicheren Sitz der TN achten!	2 Min.
Verbesserung der Kraftausdauer und Beweglichkeit in den oberen Extremitäten, Dehnen der Körperseiten	**2.3 Kraftausdauer und Beweglichkeit: Äpfel pflücken** Die TN sitzen im Stuhlkreis. Aufrechter Sitz ohne Lehnenberührung, Füße plan auf dem Boden, hüftbreit auseinander: - Beide Arme wechselseitig nach oben strecken. - Beide Arme wechselseitig nach vorn strecken. - Beide Arme in die Seithalte heben und wechselseitig nach den Seiten wegstrecken. - Beide Arme wechselseitig in Richtung der Knie strecken.	(+) Mobile Gruppen können diese Übung bei gleichen Anweisungen auch im Stehen durchführen. **Beachte:** Individuelles Bewegungsausmaß beachten!	2 Min.

Psychomotorische Aktivierung mit SimA®-P

Absicht	Übungsbeschreibung	Hinweise	Zeit
	3. Schwerpunkt		
	3.1 Gleichgewicht: Übung im Sitzen mit Hanteln	Jeder TN bekommt Hanteln ausgeteilt.	4 Min.
Verbesserung des Gleichgewichts und der Kraftausdauer	Die TN sitzen im Stuhlkreis. Aufrechter Sitz ohne Lehnenberührung, Füße leicht gegrätscht plan auf dem Boden, Hanteln in Tiefhalte neben dem Stuhl:	(+) Mobile Gruppen führen die Übung bei gleichen Anweisungen im Stehen durch.	
	- Langsame Gewichtsverlagerung nach rechts.	**Beachte:** Evtl. Gleichgewichtsverlust im Sitzen und Stehen bei übermäßiger Übungsausführung.	
	- Langsame Gewichtsverlagerung nach links.		
	- Rechte Hantel seitlich zum Fuß führen (Rumpfbeuge rechts).		
	- Linke Hantel seitlich zum Fuß führen (Rumpfbeuge links).	Hanteln werden wieder eingesammelt.	
	3.2 Beweglichkeit und Gleichgewicht: Seit- und Rumpfbeugen		3 Min.
Verbesserung der Beweglichkeit und des Gleichgewichtes, Stärkung der Rumpfbeugemuskulatur	Die TN sitzen im Stuhlkreis. Aufrechter Sitz ohne Lehnenberührung:	(+) Mobile Gruppen führen die Übung bei gleichen Anweisungen im Stehen (enger Grätschstand) durch.	
	- Hände zeigen neben dem Stuhl nach unten.		
	- Oberkörper nach rechts neigen – kurz halten – aufrichten.	Kein Nachfedern beim Ausführen der Bewegungen!	
	- Oberkörper nach links neigen – kurz halten – aufrichten.		
	- Oberkörper nach vorn neigen – kurz halten – zurück.		
	- Hände ziehen beim Neigen nach unten.		
	- Rücken bleibt dabei gerade.		
	- 5 Wiederholungen in jede Richtung.		

17

Absicht	Übungsbeschreibung	Hinweise	Zeit
			9 Min.
	3.3 Kraftausdauer und Beweglichkeit: Sitztanz für untere Extremitäten	**Beachte:** Die einzelnen Bewegungsabläufe werden vorher mit den TN einstudiert und geübt.	
Verbesserung der Kraftausdauer und Beweglichkeit, Stärkung der Oberschenkel-, Bauch- und Hüftmuskulatur, Rhythmisierungsfähigkeit	Die TN sitzen im Stuhlkreis. Aufrechter Sitz, Hände seitlich am Stuhl abstützen und zur Musik auf der Stelle marschieren, dazwischen werden einzelne Übungen eingeschoben:		
	- Bein im Kniegelenk strecken (Unterschenkel in die Waagrechte bringen) und den Fuß kreisen, zuerst rechts, dann links.		
	- Bein im Kniegelenk strecken (Unterschenkel in die Waagrechte bringen), den Fuß nach vorne strecken und nach oben ziehen, zuerst rechts, dann links.		
	- Fuß von der Ferse zur Zehenspitze abrollen, zuerst rechts dann links.		
	- Mit dem Bein einen Kreis aus der Hüfte heraus zeichnen, dabei den Unterschenkel in die Waagrechte bringen, zuerst rechts, dann links.		
	- Bein gebeugt vom Stuhl abheben, dann den Oberschenkel mit beiden Händen umschließen und festhalten und dabei mit dem Unterschenkel nach vorne und hinten schaukeln, zuerst rechts, dann links.		
	Danach:		
	- Zur Lockerung Beine ausschütteln und mit den Händen abklopfen.		1 Min.

Psychomotorische Aktivierung mit SimA®-P

Psychomotorischer Themenbereich:
Körpererfahrung

Basicübungen:
Fingerbeweglichkeit, Kraft

Motorischer Schwerpunkt:
Kraft, Beweglichkeit

Material: Hanteln, (+) Gewichtsmanschetten

Absicht	Übungsbeschreibung	Zeit	Hinweise
	1. Lockerungsübungen	4 Min.	(+) Mobile Gruppen können die Übungen auch im Stehen (enger Grätschstand) durchführen. Jede Übung 3- bis 5-mal wiederholen.
Lockerung und Dehnung der Hals- und Nackenmuskulatur	**Kopf drehen:** - Kopf zur rechten Schulter drehen, Kinn dabei zur Schulter neigen, Dehnung kurz halten. - Kopf zur linken Schulter drehen, Kinn dabei zur Schulter neigen, Dehnung kurz halten. **Ohr zur Schulter:** - Kopf abwechselnd zur rechten und linken Schulter neigen, Schulter locker lassen, nicht zum Ohr ziehen. - Rechtes Ohr zur rechten Schulter neigen, Dehnung kurz halten. - Linkes Ohr zur linken Schulter neigen, Dehnung kurz halten.		
Lockerung der Schultermuskulatur	**Schulterkreisen:** - Rechte/linke Schulter vorwärts kreisen. - Beide Schultern vorwärts kreisen. - Rechte/linke Schulter rückwärts kreisen. - Beide Schultern rückwärts kreisen.		
Dehnung der Schultermuskulatur	**Armschwingen:** - Rechten Arm nach vorn und hinten schwingen. - Linken Arm nach vorn und hinten schwingen. - Gleichzeitig beide Arme nach vorn und hinten schwingen.		**Beachte:** Aus zu heftigem Schwingen können Verletzungen der Bänder und Sehnen resultieren!

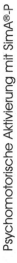

18

Absicht	Übungsbeschreibung	Hinweise	Zeit
	2. Basicübungen		

Verbesserung der Fingerbeweglichkeit und Handkraft	**2.1 Fingerbeweglichkeit und Handkraft: Fingerübungen**
	
	Die TN sitzen im Stuhlkreis, Arme sind leicht angewinkelt. Rechte und linke Hand gleichzeitig:
	  – Hand öffnen – Finger abspreizen – schließen (großer Faustschluss):
	    - Daumen umschließen.
	    - Daumen über die Finger legen.
	  - Je 10 langsame Wiederholungen.
		(+) Variationsmöglichkeiten:
		- 1 = Beide Daumen innen,
		- 2 = Beide Daumen außen,
		- 3 = Rechter D. innen, linker außen,
		- 4 = Linker D. innen, rechter außen.
		(Zahlen können auch mit anderen Begriffen ausgetauscht werden).
			2 Min.

(+) Verbesserung der Armkraft und der Koordination unter Zeitdruck	- (+) Steigerung: Arme dabei nach vorne bzw. zur Seite ausstrecken. - (+) Steigerung: Daumenvariationen nach Ansage.		

Verbesserung der Beinkraft	**2.2 Kraft: Übung für die Oberschenkel**
	
	Die TN sitzen im Stuhlkreis. Aufrechter Sitz ohne Lehnenberührung, Hände seitlich am Stuhl abstützen, die Füße hüftbreit auseinander:
	  - Beine abwechselnd aus dem Kniegelenk ausstrecken und zurück in die Ausgangsstellung.
	  - Bewegung langsam ausführen, je Bein 5 Wiederholungen.
	  - Anschließend Beine ausschütteln, Oberschenkel abklopfen.
	  - (+) Steigerungsmöglichkeit durch Gewichtsmanschetten/Wdh./Haltezeit.
		Anzustreben sind hier zwei Sätze mit je 5 Wiederholungen. Zwischen den Sätzen ca. 15s Pause!
		
		(+) Hilfestellung beim Anlegen und Abnehmen der Gewichtsmanschetten.
			2 Min.

Verbesserung der Fingerbeweglichkeit, der Beweglichkeit und der Alltagsmotorik	**2.3 Fingerbeweglichkeit und Beweglichkeit: Schuhe binden**
	
	Die TN sitzen im Stuhlkreis:
	  - Die TN werden dazu angehalten ihre Schuhe zu öffnen und wieder zuzubinden.
	  - Falls keine Schnürschuhe vorhanden sind, sollte der TN so tun, als ob (Rumpfbeuge im Sitzen).
		(+) Mobile Gruppen können diese Übung bei gleichen Anweisungen auch im Stehen durchführen.	2 Min.

18

Absicht	Übungsbeschreibung	Hinweise	Zeit
	3. Schwerpunkt		
Verbesserung der Rumpfbeweglichkeit, Kräftigung der Rumpfmuskulatur	**3.1 Beweglichkeit und Kraft: Rumpfdrehbeugen im Sitzen** Die TN sitzen im Stuhlkreis. Aufrechter Sitz ohne Lehnenberührung, beide Beine stehen in leichter Grätschstellung, Füße plan auf dem Boden, die Arme werden vor der Brust verschränkt: - Mit dem Ellenbogen abwechselnd rechts und links das Knie des entgegengesetzten Beines berühren (Diagonalbewegung), Bein dabei leicht anheben. - Gleiche Übung ohne Beinanheben. - Nach jeder Ausführung ist wieder eine gerade Sitzhaltung einzunehmen. - (+) Steigerung: Hände werden im Nacken gehalten, dann die Diagonalbewegung ausführen.	Anzustreben sind 3 Sätze mit je 5 Wiederholungen. Zwischen den Sätzen Ruhepause von 15s, Arme dabei ausschütteln und lockern.	4 Min.
Kräftigung der Arm- und Schultermuskulatur	**3.2 Kraft: Übungen mit Hanteln** Die TN sitzen im Stuhlkreis. Aufrechter Sitz ohne Lehnenberührung, Füße leicht gegrätscht, plan auf dem Boden: - Hanteln werden in Brusthöhe mit gebeugten Ellenbogen senkrecht vor die Brust gehalten. Handaußenflächen zeigen dabei nach vorne. - Ellenbogen langsam waagerecht nach hinten bewegen (Schulterblätter sollen sich dabei auf dem Rücken zueinander hin bewegen.). - Hanteln langsam zurück in die Ausgangsstellung führen. - Anzustreben sind 3 Sätze mit je 5 Wiederholungen. Anschließend Lockerung: - Arme in alle Richtungen ausschütteln.	**Beachte:** Individuelle Anpassung des Hantelgewichts. Zwischen den Sätzen ca. 20s Pause machen! (+) Steigerung: Mobile TN führen die Übung bei gleichen Anweisungen im Stehen (enger Grätschstand) durch.	5 Min.

18

Absicht	Übungsbeschreibung	Hinweise	Zeit
Kräftigung der oberen Extremitäten und der Schultermuskulatur	**3.3 Kraft: Arm- und Schulterübungen mit Hanteln** Die TN sitzen im Stuhlkreis. Aufrechter Sitz, ohne Lehnenberührung, Füße leicht gegrätscht, plan auf dem Boden: - Hanteln werden mit angewinkelten Armen in Schulterhöhe gehalten, die Finger zeigen nach vorne. - Arme in Hochhalte über den Kopf strecken, Hanteln berühren sich leicht, Ellenbogen sind durchgestreckt. - Absenken der Hanteln auf gleiche Weise. - Anzustreben sind 3 Sätze mit je 5 Wiederholungen.	**Beachte:** Für ausreichend Platz zwischen den TN sorgen! Individuelle Anpassung des Hantelgewichts. Zwischen den Sätzen ca. 20s Pause machen! (+) Mobile Gruppen führen die Übung bei gleicher Anweisung im Stehen (enger Grätschstand) durch.	4 Min.
Bewusste Körperwahrnehmung, Verbesserung der Bauchatmung, Lockerung und Entspannung	**3.4 Körperwahrnehmung: Bauchatemübung** Die TN sitzen im Stuhlkreis. Aufrechter Sitz mit Anlehnen: - Die Hände liegen locker auf dem Bauch und spüren, wie sich beim Einatmen die Bauchdecke hebt. - Ausatmen durch ein langes „fff…‟. - Wieder einatmen. - Ausatmen durch mehrere kurze, kräftige „f‟. - Mehrmals im Wechsel wiederholen, jeder TN im eigenen Rhythmus. - Abschließend Strecken und „Ausschütteln‟ der Arme und Beine.	**Beachte:** Pressatmung vermeiden, langsam und tief ausatmen. Beim Ein- und Ausatmen keine feste Zählzeit von außen vorgeben.	3 Min.

Psychomotorische Aktivierung mit SimA®-P

Psychomotorischer Themenbereich:
Körpererfahrung

Basicübungen:
Gleichgewicht, Ausdauer

Motorischer Schwerpunkt:
Fingerbeweglichkeit, Kraft

Material: (+) *Gewichtsmanschetten*

Absicht	Übungsbeschreibung	Zeit	Hinweise
	1. Lockerungsübungen	4 Min.	(+) Mobile Gruppen können die Übungen auch im Stehen (enger Grätschstand) durchführen. Jede Übung 3- bis 5-mal wiederholen.
Lockerung und Dehnung der Hals- und Nackenmuskulatur	**Kopf drehen:** - Kopf zur rechten Schulter drehen, Kinn dabei zur Schulter neigen, Dehnung kurz halten. - Kopf zur linken Schulter drehen, Kinn dabei zur Schulter neigen, Dehnung kurz halten. **Ohr zur Schulter:** - Kopf abwechselnd zur rechten und linken Schulter neigen, Schulter locker lassen, nicht zum Ohr ziehen. - Rechtes Ohr zur rechten Schulter neigen, Dehnung kurz halten. - Linkes Ohr zur linken Schulter neigen, Dehnung kurz halten.		
Lockerung der Schultermuskulatur	**Schulterkreisen:** - Rechte/linke Schulter vorwärts kreisen. - Beide Schultern vorwärts kreisen. - Rechte/linke Schulter rückwärts kreisen. - Beide Schultern rückwärts kreisen.		
Dehnung der Schultermuskulatur	**Armschwingen:** - Rechten Arm nach vorn und hinten schwingen. - Linken Arm nach vorn und hinten schwingen. - Gleichzeitig beide Arme nach vorn und hinten schwingen.		**Beachte:** Aus zu heftigem Schwingen können Verletzungen der Bänder und Sehnen resultieren!

19

Absicht	Übungsbeschreibung	Hinweise	Zeit
	2. Basicübungen		
Förderung des Gleichgewichtssinns, Stärkung der Rumpfmuskulatur	**2.1 Gleichgewicht: Schunkeln** Die TN sitzen im Stuhlkreis. Aufrechter Sitz auf dem vorderen Stuhldrittel, Beine leicht gegrätscht, Füße fest auf dem Boden: - Langsame Gewichtsverlagerung nach rechts. - Zurück in die Ausgangsposition. - Langsame Gewichtsverlagerung nach links. - Wiederholungen mit langsamer Steigerung des Tempos bis Schunkeln entsteht.	Evtl. Musik einsetzen. (+) Mobile Gruppen führen die Übung bei gleichen Anweisungen im Stehen durch. **Beachte:** Evtl. Gleichgewichtsverlust im Sitzen und Stehen bei übermäßiger Übungsausführung!	2 Min.
Verbesserung der Ausdauerleistung in den unteren Extremitäten	**2.2 Ausdauer: Gehen im Sitzen** Die TN sitzen im Stuhlkreis. Sicherer Sitz, fest an der Rückenlehne, bei gleichgewichtsbeeinträchtigten TN evtl. Stühle mit Lehnen einsetzen: - Gehen im Sitzen mit Armunterstützung. - Auf Kommando betontes Anheben der Oberschenkel beim Gehen. - Normal Gehen mit Armunterstützung. - Auf Kommando betontes Anheben der Unterschenkel nach hinten.	(+) Mobile Gruppen können diese Übung bei gleichen Anweisungen auch im Stehen durchführen.	3 Min.

Absicht	Übungsbeschreibung	Hinweise	Zeit
	## 3. Schwerpunkt		
Verbesserung der Fingerbeweglichkeit und Feinmotorik	### 3.1 Fingerbeweglichkeit und Handkraft: Fingerübungen Die TN sitzen im Stuhlkreis. Arme sind angewinkelt in 90° Stellung, Handrücken zeigen seitlich nach außen. - Hände zur Faust ballen und wieder öffnen. Zuerst langsam und dann immer schneller (abwechselnd großer und kleiner Faustschluss). - Die Hände falten und wieder öffnen (Bethände). Gefaltete Hände langsam nach vorne unten bewegen und wieder zurück. - Spreizen der Finger und wieder schließen. - Drehen des Daumens um die eigene Achse. - Jeden einzelnen Finger mit dem Daumen antippen (Opposition) – vom Zeigefinger zum kleinen Finger und umgekehrt. - Hände wechselseitig schließen und öffnen, d.h. jeweils eine Hand zur Faust ballen, während die andere geöffnet ist. - Gespreizte Finger leicht gegeneinander drücken und etwas halten. - Fingerspitzen wandern auf dem Oberschenkel vor und zurück.	Anzustreben sind 2 Sätze mit je 10 Wiederholungen. Zwischen den Sätzen Hände ausschütteln und 15s lockern. **Beachte:** Verletzungsgefahr bei Überdehnung der Finger!	6 Min.
Verbesserung der Fingerbeweglichkeit und der sozialen Kompetenz	### 3.2 Fingerbeweglichkeit: Fingerzählübungen Die TN sitzen im Stuhlkreis. Die Finger sind zu leichten Fäusten geballt und werden vor den Körper gehalten: - Die TN sollen nacheinander die Finger von 1-10 abzählen und den jeweiligen Finger dazu strecken: Daumen = 1, Zeigefinger = 2, Mittelfinger = 3, etc.. - Nachdem der erste TN seine 10 Finger abgezählt hat, darf dieser einen anderen Mitspieler aufrufen. Dieser TN verfährt nach dem gleichen Verfahren (Dauer: bis alle TN an der Reihe waren). - Die Finger werden rückwärts gezählt, d.h. vom kleinen Finger zum Daumen, auch das Zählen läuft rückwärts ab (von 10-1).	Die TN, die gerade nicht an der Reihe sind können mit den Fingern auf den Oberschenkeln Klavier spielen.	6 Min.

19

Absicht	Übungsbeschreibung	Hinweise	Zeit
	3.3 Kraft: Übung für Hüftbeuger und Bauch		3 Min.
Verbesserung der Bauchmuskulatur und der Kraft in den Oberschenkeln	TN sitzen im Stuhlkreis. Aufrechter Sitz ohne Lehnenberührung, mit den Händen seitlich am Stuhl festhalten: - Rechtes Knie heben – kurz halten – abstellen. - Linkes Knie heben – kurz halten – abstellen. - Beide Beine gleichzeitig anheben – kurz halten – abstellen. - Gesamten Übungsablauf 5-mal wiederholen.	**Beachte:** Zwischen den Sätzen ca. 10s Pause machen und Beine lockern!	
	3.4 Kraft: Beinübung im Sitzen	Anzustreben sind 3 Sätze mit je 5 langsamen Wiederholungen.	5 Min.
Kräftigung der Bein- und Hüftmuskulatur, Verbesserung der Kraft in den Oberschenkeln	TN sitzen im Stuhlkreis. Aufrechter Sitz, auf vorderer Stuhlhälfte mit den Händen seitlich am Stuhl festhalten, Füße stehen hüftbreit auseinander, plan auf dem Boden: - Rechtes Bein vom Boden abheben, leicht zur Seite führen – zurück – abstellen. - Linkes Bein vom Boden abheben, leicht zur Seite führen – zurück – abstellen. - Rechten Fuß nach hinten wegstrecken – zurück – abstellen. - Linken Fuß nach hinten wegstrecken – zurück – abstellen. - Rechtes Knie in Richtung Bauch ziehen – zurück – abstellen. - Linkes Knie in Richtung Bauch ziehen – zurück – abstellen. - (+) Steigerungsmöglichkeit durch Gewichtsmanschetten/Wdh./Zeit.	**Beachte:** Zwischen den Sätzen ca. 10s Pause machen und Beine lockern! **Beachte:** Übermäßiges seitliches Bewegungsausmaß vermeiden: Gefahr von Hüftgelenksverletzungen. (+) Hilfestellung beim Anlegen und Abnehmen der Gewichtsmanschetten.	

Psychomotorischer Themenbereich:
Sozialerfahrung

Basicübungen:
Koordination, Beweglichkeit

Motorischer Schwerpunkt:
Gleichgewicht, Kraftausdauer

Material: *CD- oder Kassettenabspielgerät, Musik-CD oder -Kassetten, Softball, Hindernisse, (+) mehrere Softbälle*

Absicht	Übungsbeschreibung	Hinweise	Zeit
	1. Lockerungsübungen		4 Min.
Lockerung und Dehnung der Hals- und Nackenmuskulatur	**Kopf drehen:** - Kopf zur rechten Schulter drehen, Kinn dabei zur Schulter neigen, Dehnung kurz halten. - Kopf zur linken Schulter drehen, Kinn dabei zur Schulter neigen, Dehnung kurz halten. **Ohr zur Schulter:** - Kopf abwechselnd zur rechten und linken Schulter neigen, Schulter locker lassen, nicht zum Ohr ziehen. - Rechtes Ohr zur rechten Schulter neigen, Dehnung kurz halten. - Linkes Ohr zur linken Schulter neigen, Dehnung kurz halten.	(+) Mobile Gruppen können die Übungen auch im Stehen (enger Grätschstand) durchführen. Jede Übung 3- bis 5-mal wiederholen.	
Lockerung der Schultermuskulatur	**Schulterkreisen:** - Rechte/linke Schulter vorwärts kreisen. - Beide Schultern vorwärts kreisen. - Rechte/linke Schulter rückwärts kreisen. - Beide Schultern rückwärts kreisen.		
Dehnung der Schultermuskulatur	**Armschwingen:** - Rechten Arm nach vorn und hinten schwingen. - Linken Arm nach vorn und hinten schwingen. - Gleichzeitig beide Arme nach vorn und hinten schwingen.	**Beachte:** Aus zu heftigem Schwingen können Verletzungen der Bänder und Sehnen resultieren!	

Absicht	Übungsbeschreibung	Hinweise	Zeit
	2. Basisübungen		
	2.1 Koordination und Beweglichkeit: Fußballspiel mit dem Softball		4 Min.
Verbesserung der Koordination und der Beweglichkeit in den unteren Extremitäten, Förderung der sozialen Kompetenz	Die TN sitzen im Stuhlkreis. Ein Softball wird in den Stuhlkreis gegeben. Sicherer Sitz, Hände seitlich an der Sitzfläche festhalten: - Der Ball wird mit den Füßen gerollt, - bei Klatschen Richtungswechsel. - Der Ball wird mit den Füßen reihum gegeben, - bei Klatschen Richtungswechsel. - Die TN spielen sich den Ball mit den Füßen im Stuhlkreis zu. - (+) Steigerung: mehrere Bälle in den Kreis geben.	(+) Mobile Gruppen führen den zweiten Teil der Übung bei gleicher Anweisung im Stehen durch. **Beachte:** Evtl. Gleichgewichtsverlust bei übermäßiger Übungsausführung. Auf sicheren Sitz der TN achten!	
Verbesserung der Koordination in den oberen Extremitäten	**2.2 Koordination: Diagonalbewegungen obere Extremitäten** Die TN sitzen im Stuhlkreis. Aufrechter Sitz ohne Lehnenberührung: - Arme an den Stuhlseiten in Tiefhalte. - Linke Hand an rechtes Ohr, - rechte Hand an linkes Ohr. - Rechte Hand an linken Oberschenkel, - linke Hand an rechten Oberschenkel. - Arme zwischen den Diagonalbewegungen immer wieder in Ausgangsstellung bringen. - Übungen wechselseitig je 5-mal wiederholen.	(+) Mobile Gruppen können diese Übung bei gleichen Anweisungen auch im Stehen durchführen.	2 Min.

116

Psychomotorische Aktivierung mit SimA®-P

Absicht	Übungsbeschreibung	Hinweise	Zeit
	3. Schwerpunkt		
	3.1 Gleichgewicht: Gegenstände aufheben		3 Min.
Verbesserung der Beweglichkeit und des Gleichgewichtes, Förderung der Koordinationsfähigkeit und der Alltagsmotorik, Erlangen von Sicherheit	Die TN sitzen im Stuhlkreis. Aufrechter Sitz ohne Lehnenberührung. Mehre Gegenstände, wie z.B. zerknülltes Papier, Jongliertücher, Hanteln, Gewichtsmanschetten etc., werden vor und neben die TN gelegt: - Durch Vorbeugen bzw. zur Seite beugen sollen alle Gegenstände nacheinander aufgehoben werden. - Die Gegenstände von der einen Stuhlseite aufheben – wieder aufrichten – auf der anderen Stuhlseite ablegen.	**Beachte:** Immobile TN beugen sich nach ihren individuellen Möglichkeiten so weit wie möglich zur Seite und nach unten. Vorsicht, bei gleichgewichtsbeeinträchtigten TN!	
	3.2 Gleichgewicht und Koordination: Spiel mit dem Luftballon		6 Min.
Verbesserung des Gleichgewichtes, Förderung der Koordinationsfähigkeit und der Alltagsmotorik, Erlangen von Sicherheit	Die TN sitzen im Stuhlkreis. Aufrechter Sitz ohne Lehnenberührung. Füße leicht gegrätscht, plan auf dem Boden: - Luftballon mit der linken Hand hoch stoßen. - Luftballon mit der rechten Hand hoch stoßen. - Luftballon von einer Hand in die andere Hand spielen. - Luftballon von einer nur mit jeweils einem Finger hoch stoßen (Finger beider Hände abwechseln). - TN variieren beliebig, Luftballon darf nicht den Boden berühren.	(+) Mobile Gruppen führen die Übung bei gleichen Anweisungen im Stehen bzw. in der Bewegung im Raum durch. **Beachte:** Evtl. Gleichgewichtsverlust bei übermäßiger Übungsausführung. Sturzgefahr! Die Luftballons werden wieder eingesammelt.	

Absicht	Übungsbeschreibung	Hinweise	Zeit
	3.3 Ausdauer und Beweglichkeit: Sitztanz mit Armeinsatz	(+) Mobile Gruppen führen die Übung bei gleichen Anweisungen im Stehen durch.	9 Min.
Verbesserung der Ausdauer, Verbesserung der Gleichgewichtsfähigkeit und Beweglichkeit in den oberen Extremitäten	Die TN sitzen im Stuhlkreis. Aufrechter Sitz ohne Lehnenberührung, die Hände liegen im Schoß:		
	- Die TN marschieren im Sitzen auf der Stelle, dabei strecken sie den rechten Arm nach oben, beschreiben einen Kreis, dann den anderen Arm, dann mit beiden Armen zusammen einen Kreis vor dem Körper beschreiben und die Arme wieder zum Körper zurückführen. Dabei immer weiter marschieren.	Die einzelnen Bewegungsabläufe werden vorher mit den TN einstudiert und geübt. Musik einsetzen!	
	- Folgend wieder auf der Stelle marschieren und den rechten Arm zur Seite strecken, einen Kreis beschreiben, dann den anderen Arm, dann mit beiden Armen einen Kreis neben dem Körper beschreiben.	**Beachte:** Nur geführte Bewegungen durchführen, nicht mit Schwung arbeiten (Verletzungsgefahr!).	
	- Die TN marschierend weiter im Sitzen, dabei bringen sie einen Arm in Hochhalte: winken, dann den anderen Arm.	Auf Überlastungszeichen achten, falls nötig kurze Pausen einlegen.	
	- Mit einem Arm in Vorhalte winken, dann mit dem anderen Arm.		
	- Wiederum auf der Stelle marschieren und mit dem rechten Arm in Tiefhalte einen Kreis beschreiben, dann mit linkem Arm; dann mit beiden Armen.		
	- Weiter marschierend mit einem Arm am Körper nach unten winken, dann mit dem anderen Arm.		
	Danach:		
	- Lockerung der Arme durch Ausschütteln und Abklopfen.		1 Min.

118

Psychomotorischer Themenbereich:
Materialerfahrung, Sozialerfahrung

Basisübungen:
Fingerbeweglichkeit, Kraft

Motorischer Schwerpunkt:
Beweglichkeit

Material: *Jongliertücher, (+) Hanteln, evtl. Kleidungsstücke, wie z.B. Handschuhe, Hut, Krawatte, etc.*

Absicht	Übungsbeschreibung	Hinweise	Zeit
	1. Lockerungsübungen	(+) Mobile Gruppen können die Übungen auch im Stehen (enger Grätschstand) durchführen. Jede Übung 3- bis 5-mal wiederholen.	4 Min.
Lockerung und Dehnung der Hals- und Nackenmuskulatur	**Kopf drehen:** - Kopf zur rechten Schulter drehen, Kinn dabei zur Schulter neigen, Dehnung kurz halten. - Kopf zur linken Schulter drehen, Kinn dabei zur Schulter neigen, Dehnung kurz halten. **Ohr zur Schulter:** - Kopf abwechselnd zur rechten und linken Schulter neigen, Schulter locker lassen, nicht zum Ohr ziehen. - Rechtes Ohr zur rechten Schulter neigen, Dehnung kurz halten. - Linkes Ohr zur linken Schulter neigen, Dehnung kurz halten.		
Lockerung der Schultermuskulatur	**Schulterkreisen:** - Rechte/linke Schulter vorwärts kreisen. - Beide Schultern vorwärts kreisen. - Rechte/linke Schulter rückwärts kreisen. - Beide Schultern rückwärts kreisen.		
Dehnung der Schultermuskulatur	**Armschwingen:** - Rechten Arm nach vorn und hinten schwingen. - Linken Arm nach vorn und hinten schwingen. - Gleichzeitig beide Arme nach vorn und hinten schwingen.	**Beachte:** Aus zu heftigem Schwingen können Verletzungen der Bänder und Sehnen resultieren!	

21

Absicht	Übungsbeschreibung	Hinweise	Zeit
	## 2. Basicübungen		
	### 2.1 Fingerbeweglichkeit und Handkraft: Faustschluss		2 Min.
Verbesserung der Fingerbeweglichkeit und der Handkraft	Die TN sitzen im Stuhlkreis, Arme sind leicht angewinkelt. Rechte und linke Hand bewegen sich gleichzeitig: - Hand öffnen – kleiner Faustschluss. - Hand öffnen – großer Faustschluss. - 10 Wiederholungen im Wechsel. - Fingerspitzen beider Hände aneinanderlegen und leicht gegeneinander drücken, kurz halten.		
Verbesserung der Kraft in den oberen Extremitäten	### 2.2 Kraft: Übung für obere Extremitäten TN sitzen im Stuhlkreis. Aufrechter Sitz ohne Lehnenberührung: - Arme gerade in Seithalte heben und wieder absenken. - 10 langsame Wiederholungen. - (+) Steigerungsmöglichkeit durch Hanteln/Wdh./Haltezeit.	(+) Mobile Gruppen können diese Übung bei gleichen Anweisungen auch im Stehen durchführen. Grundstellung: enger Grätschstand. (+) Hantelgewicht individuell anpassen!	2 Min.
Verbesserung der Beweglichkeit der Wirbelsäule, Förderung der Rumpfmobilität	## 3. Schwerpunkt ### 3.1 Beweglichkeit: Rumpfübungen mit Jongliertuch Die TN sitzen im Stuhlkreis. Aufrechter Sitz ohne Lehnenberührung, Füße hüftbreit auseinander, plan auf dem Boden: - Die TN nehmen das gerollte Tuch in Hochhalte, dabei den Oberkörper nach links und rechts drehen. - Arme absetzen und entspannen. - Das Tuch wieder in Hochhalte nehmen und Arme strecken. - Die TN führen abwechselnd Rumpfbeugen nach rechts und links aus. - Anzustreben sind pro Übung, je Seite fünf Wiederholungen.	Jeder TN bekommt ein Jongliertuch. **Beachte:** Auf sicheren Sitz der TN achten! Nicht zu weit seitlich beugen.	4 Min.

Psychomotorische Aktivierung mit SimA®-P

Absicht	Übungsbeschreibung	Hinweise	Zeit
Verbesserung der Beweglichkeit in den oberen Extremitäten	**3.2 Beweglichkeit: Armübungen mit Jongliertuch** Die TN sitzen im Stuhlkreis. Sicherer Sitz mit Anlehnen, Füße hüftbreit auseinander, plan auf dem Boden: - Die TN nehmen das gerollte Tuch in Vorhalte, dabei die Hände mit dem gespannten Tuch übereinander führen, im Wechsel nach oben und unten drehen. - Arme absetzen und entspannen. - Die TN führen die Arme aus der Vorhalte langsam nach oben und dehnen die Schultern. - Anzustreben sind pro Übung fünf Wiederholungen.	**Beachte:** Auf sicheren Sitz der TN achten! Übermäßige Dehnung vermeiden: Verletzungsgefahr! Die Jongliertücher werden wieder eingesammelt.	6 Min.
Förderung der Kraftausdauer und Beweglichkeit, Verbesserung der Alltagsmotorik und der sozialen Kompetenz	**3.3 Beweglichkeit: Tanz (Alternative)** Die TN sitzen im Stuhlkreis: Lied: „Und wer im Januar geboren ist, der winkt, der winkt, der winkt....". - Die TN klatschen zum Takt der Musik in die Hände. - Die Monate werden in der Jahresfolge nach besungen. - Die TN, die im jeweiligen Monat geboren sind, nehmen an dieser Stelle die Arme nach oben und winken.	Nur bei größeren, aktiven Gruppen durchführen, deren TN gerne bei solchen Übungen mitmachen! (+) Bei mobilen Gruppen stehen die TN vom Stuhl auf und winken, wenn der Monat besungen wird in dem sie Geburtstag haben.	4 Min.

21

Absicht	Übungsbeschreibung	Hinweise	Zeit
Verbesserung der Koordination und Beweglichkeit, Schulung der Fein- und Alltagsmotorik, Förderung der sozialen Kompetenz	**3.4 Koordination und Beweglichkeit: Spiel Pantomime** Die TN sitzen im Stuhlkreis. Nacheinander führen sie die ihnen gestellten Aufgaben aus, die Gruppe soll die Tätigkeit dann raten und nachahmen, z. B.: - Brille putzen, - Jacke zuknöpfen, - Schuhe an- und ausziehen, binden, - Krawatte binden, - Kopftuch umbinden, - Hut aufsetzen, - Bremsen des Rollstuhls festmachen, - Handschuhe anziehen, etc., - weitere Ideen der TN umsetzen.	Die unterschiedlichen Aufgabenstellungen werden auf Zettel geschrieben. Jeder TN bekommt vom Gruppenleiter eine Aufgabe zugeteilt, die er ausführen soll (dabei muss auf seine Fähigkeiten und Möglichkeiten geachtet werden). Zur Erleichterung können auch Materialien zur Pantomime eingesetzt werden, wie z.B. Handschuhe, Hut, etc.	8 Min.

Psychomotorischer Themenbereich:
Materialerfahrung

Basicübungen:
Gleichgewicht, Kraft

Motorischer Schwerpunkt:
Koordination

Material: *CD- oder Kassettenabspielgerät, Tonträger mit Musik, Igelball, (+) Gewichtsmanschetten*

Absicht	Übungsbeschreibung	Hinweise	Zeit
Lockerung und Dehnung der Hals- und Nackenmuskulatur	**1. Lockerungsübungen** **Kopf drehen:** - Kopf zur rechten Schulter drehen, Kinn dabei zur Schulter neigen, Dehnung kurz halten. - Kopf zur linken Schulter drehen, Kinn dabei zur Schulter neigen, Dehnung kurz halten. **Ohr zur Schulter:** - Kopf abwechselnd zur rechten und linken Schulter neigen, Schulter locker lassen, nicht zum Ohr ziehen. - Rechtes Ohr zur rechten Schulter neigen, Dehnung kurz halten. - Linkes Ohr zur linken Schulter neigen, Dehnung kurz halten.	(+) Mobile Gruppen können die Übungen auch im Stehen (enger Grätschstand) durchführen. Jede Übung 3- bis 5-mal wiederholen.	4 Min.
Lockerung der Schultermuskulatur	**Schulterkreisen:** - Rechte/linke Schulter vorwärts kreisen. - Beide Schultern vorwärts kreisen. - Rechte/linke Schulter rückwärts kreisen. - Beide Schultern rückwärts kreisen.		
Dehnung der Schultermuskulatur	**Armschwingen:** - Rechten Arm nach vorn und hinten schwingen. - Linken Arm nach vorn und hinten schwingen. - Gleichzeitig beide Arme nach vorn und hinten schwingen.	**Beachte:** Aus zu heftigem Schwingen können Verletzungen der Bänder und Sehnen resultieren!	

22

Absicht	Übungsbeschreibung	Hinweise	Zeit
	2. Basicübungen		
Verbesserung des Gleichgewichtes, der Koordination und der Alltagsmotorik, Erlangen von Sicherheit	**2.1 Gleichgewicht: Gegenstände aufheben** Die TN sitzen im Stuhlkreis. Aufrechter Sitz ohne Lehnenberührung. Mehrere Gegenstände, wie z.B. zerknülltes Papier, werden vor und neben die TN gelegt: - Durch Vorbeugen bzw. zur Seite beugen sollen alle Gegenstände nacheinander aufgehoben werden.	**Beachte:** Immobile TN beugen sich nach ihren individuellen Möglichkeiten so weit wie möglich zur Seite und nach unten.	2 Min.
Verbesserung der Kraft in Hüfte und Bauch	**2.2 Kraft: Übung für Hüftbeuger und Bauch** Die TN sitzen im Stuhlkreis. Sicherer Sitz mit Anlehnen, Hände seitlich am Stuhl abstützen: - Rechtes Knie anheben – abstellen. - Linkes Knie anheben – abstellen. - Beide Knie vom Boden abheben – kurz halten – langsam absetzen. - 5 Wiederholungen. - Anschließend Beine ausschütteln. - (+) Steigerungsmöglichkeit durch Gewichtsmanschetten/Wdh./Haltezeit.	Anzustreben sind hier zwei Sätze mit je 5 Wiederholungen. Zwischen den Sätzen ca. 15s Pause! (+) Hilfestellung beim Anlegen und Abnehmen der Gewichtsmanschetten.	3 Min.
Verbesserung der Beinkraft	**2.3 Kraft: Übung für die Ober- und Unterschenkel** Die TN sitzen im Stuhlkreis. Sicherer Sitz mit Anlehnen, Hände seitlich am Stuhl abstützen, die Beine sind gestreckt, Fußspitzen zeigen Richtung Körper: - Rechtes Bein vom Boden abheben – kurz halten – langsam absetzen, 5x wiederholen, danach linkes Bein entsprechend. - Beide Beine vom Boden abheben – kurz halten – langsam absetzen (5x). - Anschließend Beine ausschütteln, Oberschenkel abklopfen. - (+) Steigerungsmöglichkeit durch Gewichtsmanschetten/Wdh./Haltezeit. Anzustreben sind hier zwei Sätze mit je 5 Wiederholungen pro Bein. - Zwischen den Sätzen ca. 15s Pause!	(+) Mobile Gruppen können diese Übung im Stehen durchführen. Grundstellung: Stehend seitlich vom Stuhl mit Halten an der Lehne: - Erst rechtes Knie anziehen – kurz halten – absetzen. 5-mal wdh.. Stuhlseite wechseln, dann linkes Bein. - Erst rechtes Bein seitlich vom Boden abheben – kurz halten – absetzen, dann linkes Bein.	2 Min.

124

Psychomotorische Aktivierung mit SimA®-P

Absicht	Übungsbeschreibung	Zeit	Hinweise
	3. Schwerpunkt		
	3.1 Koordination: Übungen mit dem Igelball		
Verbesserung der Hand-Hand-Koordination, der Fingerbeweglichkeit und der Körperwahrnehmung	Die TN sitzen am Tisch: - Ball wird zwischen den Händen gerollt (Knödel drehen). - Die TN rollen den Ball auf dem Tisch von einer Hand zur anderen hin und her. - Die linke Hand liegt auf dem Tisch. Den Ball auf dem linken Arm hoch rollen, übers Schlüsselbein, (Hand wechseln), und am rechten Arm wieder herunterrollen; und zurück. (+) Steigerung: Arme beim Rollen in der Luft halten. - Pro Teilübung mehrere Wiederholungen.	4 Min.	Die TN wechseln an den Tisch. Jeder TN erhält einen Igelball. **Beachte:** Für ausreichend Platz zwischen den TN sorgen! Die TN kehren in den Stuhlkreis zurück.
	3.2 Koordination: Werfen und Fangen mit dem Igelball		
Schulung der Koordination, Auge-Hand-Koordination	Die TN sitzen im Stuhlkreis. Sicherer Sitz mit Anlehnen, Füße plan auf dem Boden: - Ball von einer Hand in die andere geben. - Ball mit der linken Hand hochwerfen und fangen. - Ball mit rechter Hand hochwerfen und fangen. - Ball von einer Hand in die andere werfen. - Ball mit rechter Hand hochwerfen und mit linker Hand fangen. - Ball mit linker Hand hochwerfen und mit rechter Hand fangen. - Pro Teilübung mehrere Wiederholungen.	3 Min.	(+) Mobile Gruppen können diese Übung bei gleichen Anweisungen auch im Stehen durchführen. **Beachte:** Für ausreichend Platz zwischen den TN sorgen!

Absicht	Übungsbeschreibung	Hinweise	Zeit
Verbesserung von Koordination, Koordination unter Zeitdruck, Förderung der sozialen Kompetenz	**3.3 Koordination: Gruppenübung mit dem Igelball** Die TN sitzen Stuhlkreis. Sicherer Sitz mit Anlehnen, Füße plan auf dem Boden: - Der Ball wird von einem TN zum nächsten weitergegeben, - Richtungswechsel auf Kommando. - Ein weiterer Ball wird in den Kreis gegeben, - Richtungswechsel auf Kommando. - Die beiden Bälle in verschiedenen Richtungen im Kreis weitergeben. - Richtungswechsel auf Kommando.	Die Igelbälle werden wieder eingesammelt.	3 Min.

Verbesserung der Koordination, der Kraftausdauer und des Gleichgewichts, Förderung des Rhythmusgefühls	**3.4 Koordination und Kraftausdauer: Rhythmisches Gehen im Sitzen**
	
	Die TN sitzen im Stuhlkreis. Aufrechter Sitz ohne Lehnenberührung, Gehen im Sitzen auf der Stelle in unterschiedlichem Tempo:
	- Gehen im Takt der Musik (bzw. nach Vorgabe des Therapeuten):
	  - Schneller werden,
	  - langsamer werden,
	  - Beine anheben,
	  - mit den Füßen abwechselnd auf der Stelle tippeln,
	  - mit den Füßen auf und ab wippen.
	- (+) Steigerung: einzelne Übungsteile mit Zahlen codieren und in unregelmäßiger Reihenfolge ansagen (z.B. schneller = 1, langsamer = 2, Bein anheben = 3, Tippeln = 4, usw.)
		Tempoangabe: verbal, durch Musik oder ein Instrument, z. B. Trommel.
		
		(+) Mobile Gruppen führen die Übung im Stehen durch:
		Entweder stehend hinter einem Stuhl mit Anhalten an der Stuhllehne, oder gehend im Raum, abwechselnd:
		  - Schnelles Tempo,
		  - langsames Tempo,
		  - große Schritte,
		  - kleine Schritte,
		  - im schleichendem Gang,
		  - evtl. auf Zehenspitzen.
		Beachte: Sturzgefahr bei gleichgewichtsbeeinträchtigten TN!
			5 Min.

Psychomotorische Aktivierung mit SimA®-P

Psychomotorischer Themenbereich:	**Basicübungen:**	**Motorischer Schwerpunkt:**
Materialerfahrung, Körperwahrnehmung	*Fingerbeweglichkeit, Kraftausdauer*	*Gleichgewicht*

Material: *Hanteln, (+) Gewichtsmanschetten*

Absicht	Übungsbeschreibung	Zeit	Hinweise
	1. Lockerungsübungen	4 Min.	(+) Mobile Gruppen können die Übungen auch im Stehen (enger Grätschstand) durchführen. Jede Übung 3- bis 5-mal wiederholen.
Lockerung und Dehnung der Hals- und Nackenmuskulatur	**Kopf drehen:** - Kopf zur rechten Schulter drehen, Kinn dabei zur Schulter neigen, Dehnung kurz halten. - Kopf zur linken Schulter drehen, Kinn dabei zur Schulter neigen, Dehnung kurz halten. **Ohr zur Schulter:** - Kopf abwechselnd zur rechten und linken Schulter neigen, Schulter locker lassen, nicht zum Ohr ziehen. - Rechtes Ohr zur rechten Schulter neigen, Dehnung kurz halten. - Linkes Ohr zur linken Schulter neigen, Dehnung kurz halten.		
Lockerung der Schultermuskulatur	**Schulterkreisen:** - Rechte/linke Schulter vorwärts kreisen. - Beide Schultern vorwärts kreisen. - Rechte/linke Schulter rückwärts kreisen. - Beide Schultern rückwärts kreisen.		
Dehnung der Schultermuskulatur	**Armschwingen:** - Rechten Arm nach vorn und hinten schwingen. - Linken Arm nach vorn und hinten schwingen. - Gleichzeitig beide Arme nach vorn und hinten schwingen.		**Beachte:** Aus zu heftigem Schwingen können Verletzungen der Bänder und Sehnen resultieren!

23

Absicht	Übungsbeschreibung	Hinweise	Zeit
	2. Basicübungen		
Verbesserung der Fingerbeweglichkeit, der Koordination (+) Verbesserung der Koordination unter Zeitdruck	**2.1 Fingerbeweglichkeit und Koordination: Fingertippen** Die TN sitzen im Stuhlkreis, Arme sind leicht angewinkelt: - Mit rechter Hand jeden einzelnen Finger mit dem Daumen antippen (Opposition) – vom Zeigefinger zu kleinem Finger und umgekehrt. - Gleiche Übung mit linker Hand. - Rechte und linke Hand bewegen sich gleichzeitig. - (+) Steigerung: Übung mit Vorgabe durchführen.	(+) Steigerung: - 1 = Daumen zu Zeigefinger, - 2 = Daumen zu Mittelfinger, - 3 = Daumen zu Ringfinger, - 4 = Daumen zu kleinem Finger. (Zahlen können auch mit anderen Begriffen ausgetauscht werden).	2 Min.
Verbesserung der Kraftausdauer in Armen und Beinen, Förderung der Alltagsmotorik	**2.2 Kraftausdauer: Gesäßentlastung** Die folgenden Übungen werden im Stuhlkreis durchgeführt: Aufrechter Sitz ohne Lehnenberührung, Beine leicht gegrätscht, Füße plan auf dem Boden, Hände seitlich an der Sitzfläche: - Beide Füße möglichst stark auf den Boden drücken und mit den Händen von der Sitzfläche etwas hochstemmen, dabei Gesäß entlasten. - Danach wieder locker lassen. - Min. 5 Wiederholungen, dazwischen kurze Pausen machen. - (+) Steigerungsmöglichkeit durch Anzahl der Wiederholungen.	(+) Aufrechter Sitz, beide Füße leicht versetzt fest auf dem Boden: Oberkörper nach vorne nehmen und vom Stuhl aufstehen, ca. 5 Wiederholungen. (+) Steigerung: - Aufstehen vom Stuhl und einen Platz weiterrutschen. - Aufstehen und einmal um den Stuhl herum gehen. - Aufstehen und mit dem Gegenübersitzenden den Platz tauschen.	3 Min.
Verbesserung der Kraftausdauer in den oberen Extremitäten	**2.3 Kraftausdauer: Schatten-Boxen** Aufrechter Sitz ohne Lehnenberührung. Rechter und linker Arm im Wechsel: - Arm mit geballter Faust in Schulterhöhe nach vorne führen, - Arm nach oben führen, Arm nach unten führen, - Arm zur jeweiligen Seite führen. - Übung gezielt langsam ausführen, Faust immer wieder zum Körper zurückführen. - (+) Steigerung: Geschwindigkeit erhöhen, Gewichtsmanschetten anlegen.	(+) Mobile Gruppen können diese Übung bei gleichen Anweisungen auch im Stehen durchführen. Evtl. Musik einsetzen. **Beachte:** Beim Boxen die Ellenbogen nicht ganz durchdrücken, Verletzungsgefahr! Auf genügend Platz zwischen den TN achten!	3 Min.

23

Absicht	Übungsbeschreibung	Hinweise	Zeit
	3. Schwerpunkt		
	3.1 Gleichgewicht: Übung im Sitzen mit Hanteln	Jeder TN bekommt Hanteln ausgeteilt.	4 Min.
Verbesserung des Gleichgewichts und der Kraftausdauer	Die TN sitzen im Stuhlkreis. Aufrechter Sitz ohne Lehnenberührung, Füße leicht gegrätscht plan auf dem Boden, Hanteln in Tiefhalte neben dem Stuhl: - Langsame Gewichtsverlagerung nach rechts. - Langsame Gewichtsverlagerung nach links. - Seitliche Rumpfbeuge rechts. - Seitliche Rumpfbeuge links.	(+) Mobile Gruppen führen die Übung bei gleichen Anweisungen im Stehen durch. **Beachte:** Evtl. Gleichgewichtsverlust im Sitzen und Stehen bei übermäßiger Übungsausführung. Hanteln werden wieder eingesammelt.	
	3.2 Gleichgewicht: Gehen im Sitzen mit Gewichtsverlagerung	(+) Mobile Gruppen führen die Übung bei gleichen Anweisungen im Stehen durch.	5 Min.
Verbesserung des Gleichgewichtes und der Alltagsmotorik. Erlangen von Sicherheit, Stärkung der Rumpfmuskulatur	Die TN sitzen im Stuhlkreis. Aufrechter Sitz ohne Lehnenberührung, Füße leicht gegrätscht plan auf dem Boden. Die TN gehen langsam und mit kleinen Schritten im Sitzen auf der Stelle. Dabei: - Langsame Gewichtsverlagerung nach rechts. - Langsame Gewichtsverlagerung nach links. - Langsame Gewichtsverlagerung nach vorne. - Langsame Gewichtsverlagerung nach hinten. Danach, ohne zu Gehen: - Seitliche Rumpfbeuge rechts, dabei rechten Arm in Richtung Boden ausstrecken - Seitliche Rumpfbeuge links, dabei linken Arm in Richtung Boden ausstrecken	Zusätzlich: Gehen im Raum mit: - Betontem Armeinsatz, - Hochziehen der Oberschenkel, - auf Zehenspitzen, - kleinen u. großen Schritten. **Beachte:** Evtl. Gleichgewichtsverlust im Sitzen und Stehen bei übermäßiger Übungsausführung.	

23

Absicht	Übungsbeschreibung	Hinweise	Zeit
Förderung des Gleichgewichtes, Stärkung der Rumpfmuskulatur	### 3.3 Gleichgewicht: Schunkeln Die TN sitzen im Stuhlkreis. Aufrechter Sitz auf dem vorderen Stuhldrittel, Beine leicht gegrätscht, Füße fest auf dem Boden: - Langsame Gewichtsverlagerung nach rechts. - Zurück in die Ausgangsposition. - Langsame Gewichtsverlagerung nach links. - Wdh. mit langsamer Steigerung des Tempos bis Schunkeln entsteht.	Evtl. Musik einsetzen. (+) Mobile Gruppen führen die Übung bei gleichen Anweisungen im Stehen durch. **Beachte:** Evtl. Gleichgewichtsverlust im Sitzen und Stehen bei übermäßiger Übungsausführung.	2 Min.
Förderung der Beweglichkeit und Körperwahrnehmung, Übungen gegen Haltungsschwäche Verbesserung der Gleichgewichtsfähigkeit	### 3.4 Beweglichkeit und Gleichgewicht: Haltungsübung im Sitzen Aufrechter Sitz ohne Lehnenberührung: - Mit dem Ausatmen in sich zusammensinken. - Beim tiefen Einatmen aufrichten. - Drei langsame Wiederholungen. Danach: - Auf der vorderen Hälfte des Stuhles sitzen. - Oberkörper gerade nach links und rechts neigen. - Gewichtsverlagerung wahrnehmen.	**Beachte:** Schwindelgefahr bei falscher Atmung. **Beachte:** Bewegungsausmaß nach links und rechts so wählen, dass keine Sturzgefahr entsteht. Bei Risikoteilnehmern evtl. Stühle mit Lehnen nutzen.	4 Min.

Psychomotorischer Themenbereich:
Körperwahrnehmung

Basicübungen:
Beweglichkeit, Ausdauer

Motorischer Schwerpunkt:
Kraftausdauer

Material: *Trommel oder CD- oder Kassettenabspielgerät, Tonträger mit (Marsch-)Musik, Igelbälle, (+) Gewichtsmanschetten*

Absicht	Übungsbeschreibung	Hinweise	Zeit
	1. Lockerungsübungen		4 Min.
Lockerung und Dehnung der Hals- und Nackenmuskulatur	**Kopf drehen:** - Kopf zur rechten Schulter drehen, Kinn dabei zur Schulter neigen, Dehnung kurz halten. - Kopf zur linken Schulter drehen, Kinn dabei zur Schulter neigen, Dehnung kurz halten. **Ohr zur Schulter:** - Kopf abwechselnd zur rechten und linken Schulter neigen, Schulter locker lassen, nicht zum Ohr ziehen. - Rechtes Ohr zur rechten Schulter neigen, Dehnung kurz halten. - Linkes Ohr zur linken Schulter neigen, Dehnung kurz halten.	(+) Mobile Gruppen können die Übungen auch im Stehen (enger Grätschstand) durchführen. Jede Übung 3- bis 5-mal wiederholen.	
Lockerung der Schultermuskulatur	**Schulterkreisen:** - Rechte/linke Schulter vorwärts kreisen. - Beide Schultern vorwärts kreisen. - Rechte/linke Schulter rückwärts kreisen. - Beide Schultern rückwärts kreisen.		
Dehnung der Schultermuskulatur	**Armschwingen:** - Rechten Arm nach vorn und hinten schwingen. - Linken Arm nach vorn und hinten schwingen. - Gleichzeitig beide Arme nach vorn und hinten schwingen.	**Beachte:** Aus zu heftigem Schwingen können Verletzungen der Bänder und Sehnen resultieren!	

24

Absicht	Übungsbeschreibung	Hinweise	Zeit
	2. Basicübungen		
Verbesserung der Kraftausdauer und Beweglichkeit in den oberen Extremitäten, Dehnen der Körperseiten	**2.1 Kraftausdauer und Beweglichkeit: Äpfel pflücken** Die TN sitzen im Stuhlkreis. Aufrechter Sitz ohne Lehnenberührung, Füße plan auf dem Boden, hüftbreit auseinander: - Beide Arme wechselseitig nach oben strecken. - Beide Arme wechselseitig nach vorn strecken. - Beide Arme in die Seithalte heben und wechselseitig nach den Seiten wegstrecken. - Beide Arme wechselseitig in Richtung der Knie strecken.	(+) Mobile Gruppen können diese Übung bei gleichen Anweisungen auch im Stehen durchführen.	2 Min.
Verbesserung der Ausdauerleistung in den unteren Extremitäten	**2.2 Ausdauer: Gehen im Sitzen mit Musik** Die TN sitzen im Stuhlkreis. Sicherer Sitz fest an der Rückenlehne, bei gleichgewichtsbeeinträchtigten TN evtl. Stühle mit Lehnen einsetzen: - Gehen im Sitzen mit Armeinsatz. - Gehen im Sitzen mit stampfendem Aufsetzen der Füße. - Gehen im Takt mit Musik in verschiedenen Geschwindigkeiten.	Flotte Musik einsetzen. (+) Mobile Gruppen können diese Übung bei gleichen Anweisungen auch im Stehen durchführen. Bei gleichgewichtsbeeinträchtigten TN evtl. Stühle mit Lehnen einsetzen.	3 Min.
	3. Schwerpunkt		
Verbesserung der Kraftausdauer in den unteren Extremitäten	**3.1 Kraftausdauer: Marschieren im Sitzen** Die TN sitzen im Stuhlkreis. Aufrechter Sitz ohne Lehnenberührung, die Hände seitlich am Stuhl abstützen: - Abwechselnd das rechte und linke Knie anheben. - Nach vorne gehen (Marschierbewegung vom Stuhl weg). - Nach hinten gehen (Marschierbewegung zum Stuhl hin). - Abwechselnd rechtes und linkes Knie anheben und nach oben ziehen. - Nur mit den Fersen marschieren, linke und rechte Ferse abwechselnd. - Nur mit der Fußspitze marschieren, links und rechts abwechselnd.	Flotte Musik einsetzen! (+) Steigerung: Schnellere Marschmusik einsetzen. (+) Mobile Gruppen können diese Übung bei gleichen Anweisungen auch im Stehen/Gehen durchführen.	4 Min.

Absicht	Übungsbeschreibung	Hinweise	Zeit
Kräftigung der Bein- und Hüftmuskulatur, Verbesserung der Kraft in den Oberschenkeln	**3.2 Kraft: Beinübung im Sitzen** TN sitzen im Stuhlkreis. Aufrechter Sitz, auf vorderer Stuhlhälfte. Füße stehen hüftbreit auseinander, plan auf dem Boden: - Rechtes Bein vom Boden abheben, leicht zur Seite führen – zurück – abstellen. - Linkes Bein vom Boden abheben, leicht zur Seite führen – zurück – abstellen. - Rechten Fuß nach hinten wegstrecken – zurück – abstellen. - Linken Fuß nach hinten wegstrecken – zurück – abstellen. - Rechtes Knie in Richtung Bauch ziehen – zurück – abstellen. - Linkes Knie in Richtung Bauch ziehen – zurück – abstellen. - (+) Steigerungsmöglichkeit durch Gewichtsmanschetten/Wdh./Zeit.	Anzustreben sind 3 Sätze mit je 5 langsamen Wiederholungen. **Beachte:** Zwischen den Sätzen ca. 10s Pause machen und Beine lockern! **Beachte:** Übermäßiges seitliches Bewegungsausmaß vermeiden: Gefahr von Hüftgelenksverletzungen (+) Hilfestellung beim Anlegen und Abnehmen der Gewichtsmanschetten.	5 Min.
Schulung der Hand-Hand-Koordination, Verbesserung der Kraftausdauer und Beweglichkeit in den oberen Extremitäten sowie der Haltekraft	**3.3 Koordination und Kraftausdauer: Übung mit dem Igelball** Die TN sitzen im Stuhlkreis. Aufrechter Sitz ohne Lehnenberührung. Füße leicht gegrätscht, plan auf dem Boden: - Mit dem Ball in der rechten Hand vor dem Körper senkrecht eine 8 beschreiben. - Mit dem Ball in der linken Hand vor dem Körper senkrecht eine 8 beschreiben. - Mit dem Ball in der rechten Hand vor dem Körper waagrecht eine 8 beschreiben. - Mit dem Ball in der linken Hand vor dem Körper waagrecht eine 8 beschreiben. - Arme in Vorhalte, Ball von einer Hand in die andere geben. - Ball hinter dem Rücken von einer Hand in die andere geben. - Ball um den Rumpf rundherum geben. - Jeden Übungsteil mehrmals wiederholen.	Jeder TN bekommt einen Igelball. (+) Mobile Gruppen führen die Übung bei gleichen Anweisungen im Stehen (enger Grätschstand) durch.	4 Min.

Zeit	5 Min.

Hinweise	(+) Wenn möglich, die Beine übereinander schlagen und den oben liegenden Unterschenkel mit dem Igelball „abrollen". Sollten einige TN in der Gruppe dazu nicht in der Lage sein, kann auch der Therapeut die Unterschenkel der Bewohner mit dem Igelball abrollen. Natürlich nur mit deren Einverständnis! Die Igelbälle werden wieder eingesammelt.

Übungsbeschreibung

3.4 Koordination und Körperwahrnehmung: Massage mit dem Igelball

Die TN sitzen im Stuhlkreis. Sicherer Sitz mit Anlehnen, Füße leicht gegrätscht, plan auf dem Boden:

- Ball über den linken Arm rollen, auch Unterseite.
- Ball über den rechten Arm rollen.
- Ball über Schultern und Nacken rollen.
- Ball über die Brust rollen.
- Ball über den Bauch rollen.
- Ball über die Körperseiten rollen.
- Ball über den linken Oberschenkel rollen.
- Ball über den rechten Oberschenkel rollen.
- (+) Steigerung: Ball über den linken Unterschenkel rollen.
- (+) Steigerung: Ball über den rechten Unterschenkel rollen.
- Jeden Übungsteil mehrmals wiederholen.

Absicht

Verbesserung der Koordination und Körperwahrnehmung, Förderung der Arm- und Schulterbeweglichkeit

Literaturempfehlungen für weitere Übungen

Im Folgenden finden Sie Vorschläge für weitere Übungsmaterialien zur Erweiterung des Übungsangebotes. Es handelt sich hierbei lediglich um eine Auflistung uns bekannter Herausgeber, Verlage und Veröffentlichungen und hat daher keinen Anspruch auf Vollständigkeit.

–   Im **Hogrefe-Verlag** erscheint das von Wolf D. Oswald herausgegebene Buch „SimA®-basic-Gedächtnistraining und Psychomotorik. Geistig und körperlich fit zwischen 50 und 100". Dieses Buch enthält detaillierte Beschreibungen für ein 14-tägiges Psychomotorikprogramm. Die dazu gehörenden Videofilme findet man auf der CD-ROM „SimA®-basic-PC – Gedächtnistraining und Psychomotorik. Das individuelle PC-Programm für alle ab 50" (www.hogrefe.de, www.applic.de, www.wdoswald.de).

–   Das Institut für Sportwissenschaft und Sport der Universität Bonn gibt auf der Homepage **www.bewegte-senioren.de** eine Broschüre heraus, die ebenfalls Übungen zur Kräftigung und Beweglichkeit enthalten.

–   Auf der Internet-Seite **www.fit-in-jedem-alter.de** finden Sie von Experten geschaffene Übungen zum Kraft- und Gleichgewichtstraining für Senioren sowie andere nützliche Informationen.

–   Im Literaturverzeichnis finden Sie weitere Veröffentlichungen zur körperlichen Aktivierung von Senioren.

SimA®-Akademie e.V.

Die SimA®-Akademie e.V. hat es sich zur Aufgabe gemacht, die Erkenntnisse aus der SimA®-Langzeitstudie und der SimA®-P-Pflegeheimstudie im Rahmen von Seminaren und Inhouseschulungen interessierten Fachleuten und auch Laien, die ehrenamtlich in der Altenarbeit tätig sind, zugänglich zu machen.

Es besteht hierbei die Möglichkeit, sich zum SimA®-50⁺-Trainer oder zum SimA®-P-Gruppenleiter ausbilden zu lassen. Die Ausbildung schließt mit einem Zertifikat ab.

Grundsätze der Ausbildung sind zum einen die Verknüpfung von geistiger und körperlicher Aktivität, wie sie in den SimA®-Studien als wesentlicher Faktor des Trainingserfolges sichtbar wurde, zum anderen aber auch das Bestreben, den Seminarteilnehmern die theoretischen Grundlagen zu vermitteln, die für ein adäquates Gedächtnis- und Psychomotoriktraining notwendig sind.

Weitere Informationen zur SimA®-Akademie und den Aus- und Fortbildungsmöglichkeiten zum SimA®-50⁺-Trainer oder zum SimA®-P-Gruppenleiter finden Sie unter:

www.sima-akademie.de

Literatur

Ackermann A, Oswald WD (2003) Nichtmedikamentöse Therapie demenzieller Erkrankungen als rehabilitative Maßnahme in Pflegeheimen. European Journal of Geriatrics, 4 (S1): 59

Baumann H, Leye M (Hrsg) (1994) Psychomotorisches Training - Ein Programm für Seniorengruppen. Hogrefe, Göttingen

Baumann H (1989) Die Bewegungskoordination. Altersbedingte Veränderungen, praktisch-didaktische Hinweise zur Erhaltung der motorischen Handlungskompetenz. Zeitschrift für Gerontopsychologie und -Psychiatrie, 2: 365-377

Baumann H, Rieder H (1995) Bewegung und körperliche Aktivität – Psychomotorik. In: Olbrich E, Sames K, Schramm A (Hrsg) Kompendium der Gerontologie. ecomed, Landsberg Lech

Baumann H (1996) Fitness im Alter durch Bewegung. In: Denk H (Hrsg) Alterssport – Aktuelle Forschungsergebnisse. Verlag Karl Hofmann, Schorndorf

Baumann H (1997) Sport ab 50 – Sportpädagogisches Neuland!? In: Müller E, Stadler R, Baumann C (Hrsg) Sportpädagogik in Bewegung Festschrift zum 60. Geburtstag von Stefan Größing. Univ. Salzburg, Salzburg

Berchem F (1994) Noch mehr Gehirn Jogging. Mosaik Verlag, München

Beyschlag R (1993) Altengymnastik und kleine Spiele. Gustav Fischer, Stuttgart

Bundesverband Seniorentanz e.V. (Hrsg.) (1994) Tänze im Sitzen - Für Senioren, für Behinderte, für Parties junger Leute. Bundesverband Seniorentanz e.V., Bremen

Dittmann-Kohli F (1995) Das persönliche Sinnsystem. Ein Vergleich zwischen frühem und spätem Erwachsenenalter. Hogrefe, Göttingen

Eisenburger M (1998) Aktivieren und Bewegen von älteren Menschen. Wo Sport Spaß macht., Meyer und Meyer Verlag, Aachen

Eisenburger M (2001a) Psychomotorik im Alter. In: Köckenberger H, Hammer R (Hrsg) Lehrbuch Psychomotorik. verlag modernes lernen, Dortmund

Eisenburger M (2001b) Psychomotorik im Alten- und Pflegeheim. Institut für Bewegungsbildung und Psychomotorik, Gröbenzell

Eisenburger, M. (2002) Begleitung von Menschen mit Demenz – Psychomotorik in der Arbeit mit Demenzkranken Menschen. Institut für Bewegungsbildung und Psychomotorik, Gröbenzell

Franke E (Hrsg) (1986) Sport und Gesundheit. Rohwolt, Reinbek bei Hamburg

Frankel LJ, Richard BB (1985) Lebendig und beweglich bis ins hohe Alter - Leitlinien und Bewegungsübungen für ein vitales Leben im Alter. Franz Ehrenwirth, München

Hanna E, Hannah H (1998) Bewegungsspaß für Senioren. Don Bosco Verlag, München

Hollmann W, Rost R, Dufaux B, Liesen H (1983) Prävention und Rehabilitation von Herz-Kreislauf-Krankheiten durch körperliches Training. Hippokrates, Stuttgart

Kiphard EJ (1994) Psychomotorik in Praxis und Theorie. Ausgewählte Themen der Motopädagogik und Mototherapie. Flöttmann Verlag, Gütersloh

Kuhn W (1999) Fit und beweglich ins Alter. Don Bosco Verlag, München

Lang E, Gaßmann KG, Toplak J (1997) Für und Wider sportlicher Aktivität im höheren Lebensalter. In: Baumann H, Leye M (Hrsg) Bewegung und Sport mit älteren Menschen. Meyer und Meyer Verlag, Aachen

Langerhans G (1992) Konflikt- und Belastungssituationen im Altenheim. In: Niederfranke A, Lehr UM, Oswald F, Maier G (Hrsg) Altern in unsrer Zeit. Quelle und Meyer, Heidelberg

Meinel K, Schnabel G (2004) Bewegungslehre Sportmotorik. Abriss einer Theorie der sportlichen Motorik unter pädagogischem Aspekt. südwest-Verlag, München

Mertens K (1992) Befindlichkeitsverbesserung und Aktivitätssteigerung durch Psychomotorik. Eine Lebenshilfe für den alternden Menschen. In: Baumann H (Hrsg) Altern und körperliches Training. Hans Huber Verlag, Bern

Meusel H (1996) Bewegung, Sport und Gesundheit im Alter. Quelle und Meyer Verlag, Wiesbaden

Meusel W (1997) Tanzen mit Senioren. In: Mertens K (Hrsg) Aktivierungs-Programme für Senioren. verlag modernes lernen, Dortmund

Meusel H (1999) Sport für Ältere: Bewegung - Sportarten – Training. Handbuch für Ärzte, Therapeuten, Sportlehrer und Sportler. Schattauer, Stuttgart

Mildenberger-Schneider M (2000) Krafttraining für Senioren. Meyer und Meyer, Aachen

Olbrich E (1987) Kompetenz im Alter. Zeitschrift für Gerontologie, 20: 319-330

Oppolzer U (1996) Ganzheitliches Gehirntraining mit "Kopf" - Kreativität, Konzentration, Phantasie und Freude - Spielend lernen von 9-99. verlag modernes lernen, Dortmund

Oswald WD (2004) SimA®-basic-PC – Gedächtnistraining und Psychomotorik. Das individuelle PC-Programm für alle ab 50. Hogrefe Verlag, Göttingen

Oswald WD (2005) SimA®-basic – Gedächtnistraining und Psychomotorik. Geistig und körperlich fit zwischen 50 und 100. Hogrefe Verlag, Göttingen

Oswald WD, Ackermann A, Gunzelmann T (2006) Effekte eines multimodalen Aktivierungsprogrammes (SimA-P) für Bewohner von Einrichtungen der stationären Altenhilfe. Zeitschrift für Gerontopsychologie und -psychiatrie 19: 89-101

Oswald WD, Gunzelmann T (2001) Das SIMA-Projekt. Kompetenztraining – Ein Programm für Seniorengruppen. Hogrefe Verlag, Göttingen

Oswald WD, Gunzelmann T, Rupprecht R, Lang E, Baumann H, Stosberg M (1992) Bedingungen der Erhaltung und Förderung von Selbständigkeit im höheren Lebens-Alter (SIMA) – Teil I: Konzepte, Hypothesen und Stichproben eines interdisziplinären Forschungsprojektes. Zeitschrift für Gerontopsychologie und -Psychiatrie, 5: 205-221

Oswald WD, Hagen B, Rupprecht R, Gunzelmann T (2002) Bedingungen der Erhaltung und Förderung von Selbständigkeit im höheren Lebensalter (SIMA). Teil XVII: Zusammenfassende Darstellung der langfristigen Trainingseffekte. Zeitschrift für Gerontopsychologie und -psychiatrie, 15: 13-31

Oswald WD, Rödel G (1995) Das SIMA-Projekt. Gedächtnistraining – Ein Programm für Seniorengruppen (2. Auflage 1998). Hogrefe Verlag, Göttingen

Prokop L, Bachl N (1984) Alterssportmedizin. Springer, Wien

Rikli RE, Jones JC (2001) Senior Fitness Test Manual. Human Kinetics, Champaign

Runge M, Rehfeld G (2001) Mobil bleiben – Pflege bei Gehstörungen und Sturzgefahr. Schlütersche, Hannover

Saxon SV, Etten MJ (1994) Physical Change und Aging. The Tiresias Press, New York

Scharll M (1989) Bewegungstraining mit alten Menschen. Trias Verlag, Stuttgart

Scherler K (1975) Sensomotorische Entwicklung und materiale Erfahrung. Begründung einer vorschulischen Bewegungs- und Spielerziehung durch Piagets Theorie kognitiver Entwicklung. Hofmann, Schorndorf

Seligman M (1992) Erlernte Hilflosigkeit. Beltz, Weinheim

Weineck J (1988) Sportbiologie. perimed Fachbuch-Verlagsgesellschaft, Erlangen

Übungsverzeichnis

In der Übersicht auf den folgenden Seiten sind alle Übungen aufgeführt, die in diesem Handbuch Erwähnung finden. Die Übungen und ihre Varianten sind nach systematischen Oberbegriffen alphabetisch geordnet.

SpringerPflege

W. D. Oswald, A. Ackermann

Biographieorientierte Aktivierung mit SimA-P

Selbständig im Alter

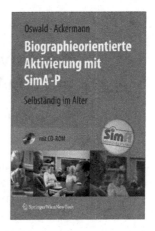

2009. VIII, 342 Seiten. Zahlr. Abbildungen. Mit CD-Rom.
Broschiert **EUR 49,95**, sFr 77,50*
ISBN 978-3-211-79901-7
Set: 3 Bde. Mit CD-Rom. **EUR 99,95**, sFr 155,50*
ISBN 978-3-211-79932-1

Dieser Band ist Bestandteil einer kombinierten Gedächtnis- und Psychomotorik-aktivierung, mit dem Ziel des Erhaltes und der Förderung von Selbständigkeit und Wohlbefinden bei Pflegeheimbewohnern. Er stellt einen in der Praxis erprobten Leitfaden für die Durchführung von biographieorientierter Aktivierung dar und richtet sich in erster Linie an Personen, die beruflich oder ehrenamtlich im Bereich der Altenhilfe tätig sind. Neben einem kurzen allgemeinen Teil werden insgesamt 28 Therapieeinheiten vorgestellt. Konkrete Ablaufpläne und Arbeitsmaterialien für die Gruppenarbeit erleichtern dabei die Umsetzung in der täglichen Praxis. Die Kopiervorlagen finden sich zudem auf der beigelegten CD-ROM. Ziel ist es, verbliebene Gedächtnisinhalte zu aktivieren und so dem Verlust von Identität und Selbstwissen entgegenzuwirken. Das geschieht mit persönlich bedeutsamen Wissens- und Erlebnisinhalten aus der Vergangenheit der Betroffenen.

♘ SpringerWien NewYork

P.O. Box 89, Sachsenplatz 4–6, 1201 Wien, Österreich, Fax +43.1.330 24 26, books@springer.at, **springer.at**
Haberstraße 7, 69126 Heidelberg, Deutschland, Fax +49.6221.345-4229, SDC-bookorder@springer.com, springer.com
P.O. Box 2485, Secaucus, NJ 07096-2485, USA, Fax +1.201.348-4505, service@springer-ny.com, springer.com
Preisänderungen und Irrtümer vorbehalten. *Unverbindliche Preisempfehlung

SpringerPflege

W. D. Oswald, A. Ackermann

Kognitive Aktivierung mit SimA-P

Selbständig im Alter

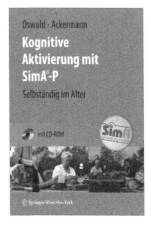

2009. VIII, 430 Seiten. Zahlr. Abbildungen. Mit CD-Rom.
Broschiert **EUR 49,95**, sFr 77,50*
ISBN 978-3-211-79903-1
Set: 3 Bde. Mit CD-Rom. **EUR 99,95**, sFr 155,50*
ISBN 978-3-211-79932-1

Dieser Band ist Bestandteil einer kombinierten Gedächtnis- und Psychomotori-kaktivierung, mit dem Ziel des Erhaltes und der Förderung von Selbständigkeit und Wohlbefinden bei Pflegeheimbewohnern. Er stellt einen in der Praxis erprob-ten Leitfaden für die Durchführung von kognitiver Aktivierung dar und richtet sich in erster Linie an Personen, die beruflich oder ehrenamtlich im Bereich der Altenhilfe tätig sind. Neben einem kurzen allgemeinen Teil werden insgesamt 24 Stundeneinheiten vorgestellt. Konkrete Ablaufpläne und Arbeitsmaterialien für die Gruppenarbeit erleichtern dabei die Umsetzung in der täglichen Praxis. Die Kopiervorlagen finden sich zudem auf der beigelegten CD-ROM. Ziel ist es, kognitive Leistungen zu erhalten oder nach Zeiten längerer Inaktivität wieder zu fördern. Bei Bewohnern mit leichter bis mittelschwerer kognitiven Beein-trächtigung soll eine weitere Verschlechterung durch die Aktivierung zeitlich verzögert werden.

Springer Wien New York

P.O. Box 89, Sachsenplatz 4–6, 1201 Wien, Österreich, Fax +43.1.330 24 26, books@springer.at, **springer.at**
Haberstraße 7, 69126 Heidelberg, Deutschland, Fax +49.6221.345-4229, SDC-bookorder@springer.com, springer.com
P.O. Box 2485, Secaucus, NJ 07096-2485, USA, Fax +1.201.348-4505, service@springer-ny.com, springer.com
Preisänderungen und Irrtümer vorbehalten. *Unverbindliche Preisempfehlung